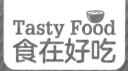

Tasty Food
食在好吃

高血脂
就要这样吃

甘智荣 主编

江苏凤凰科学技术出版社
·南京·

图书在版编目（CIP）数据

高血脂就要这样吃 / 甘智荣主编 . — 南京 : 江苏
凤凰科学技术出版社 , 2015.10（2021.7 重印）
（食在好吃系列）
ISBN 978-7-5537-4249-6

Ⅰ . ①高… Ⅱ . ①甘… Ⅲ . ①高血脂病 – 食物疗法 –
食谱 Ⅳ . ① R247.1 ② TS972.161

中国版本图书馆 CIP 数据核字 (2015) 第 049132 号

食在好吃系列

高血脂就要这样吃

主　　　编	甘智荣	
责 任 编 辑	樊　明　　　葛　昀	
责 任 监 制	方　晨	
出 版 发 行	江苏凤凰科学技术出版社	
出版社地址	南京市湖南路 1 号 A 楼，邮编：210009	
出版社网址	http://www.pspress.cn	
印　　　刷	天津丰富彩艺印刷有限公司	
开　　　本	718 mm × 1 000 mm　　1/16	
印　　　张	10	
插　　　页	4	
字　　　数	250 000	
版　　　次	2015 年 10 月第 1 版	
印　　　次	2021 年 7 月第 3 次印刷	
标 准 书 号	ISBN 978-7-5537-4249-6	
定　　　价	29.80 元	

图书如有印装质量问题，可随时向我社印务部调换。

前言　Preface

　　随着人们生活水平的提高，高糖、高热量、高脂肪的饮食，以及缺乏运动等不良生活习惯，使人们的腰围渐渐增长了，血脂也渐渐升高了。

　　高脂血症的隐匿性很强，所以往往很容易被人们忽略。在发病的很长一段时间内，患者可能无明显的自觉症状，而仅仅表现为血脂检查异常，这是高脂血症的一个重要特点。也正因为这一特点的存在，人们往往忽视了高脂血症的存在，任由血脂在心脏的冠状动脉壁上不断沉积，直至它造成了心脑血管疾病，产生了心绞痛、心肌梗死、偏瘫等严重的症状，甚至危及生命的时候，人们才开始警惕。但是，由于此时高脂血症已经给身体造成了严重的器质性损害，无疑增大了其治疗难度，也影响了愈后的情况。

　　本书专题部分首先列举了高脂血症的相关知识，包括什么是高脂血症、引发高脂血症的原因、高脂血症的类型及血脂升高的信号。接下来介绍了高脂血症患者的饮食宜忌。通过本部分，读者可以初步了解到一些关于高脂血症的基础知识，并且还可以了解高脂血症患者饮食的原则，清楚地知道在饮食生活中的宜忌行为。

　　由于大多数高脂血症的发生都是由于饮食因素引起的，所以防治高脂血症，就需要掌握合理有效的饮食方法，从饮食入手，纠正导致血脂升高的不合理的饮食行为。本书针对高脂血症患者设定了降脂家常菜、降脂汤羹粥、降脂茶果饮三个部分。书中的每一道食谱，都介绍了所用材料及制作过程，部分食谱还特别设置了"小贴士"，详细介绍了相关食物的降脂关键词、食疗作用、食用建议等，让读者对自己所吃的食物了如指掌。每道食谱均配有高清精美图片，让读者一看就懂、一学就会。

　　衷心希望本书能为高脂血症患者及其家属提供一定的帮助，也祝愿所有高脂血症患者能早日康复。

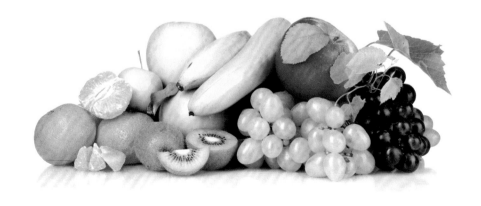

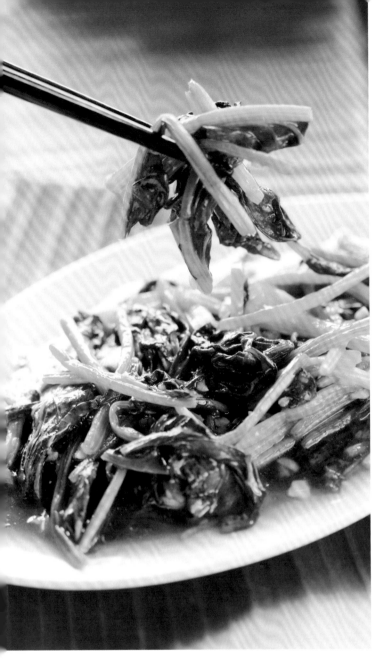

目录 Contents

PART 1
降脂家常菜

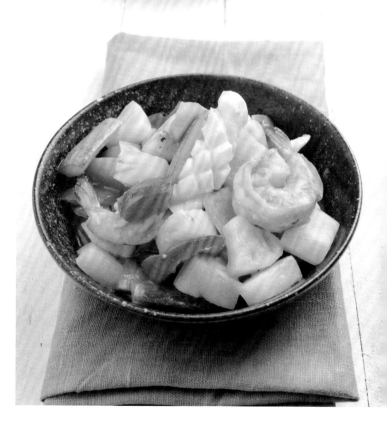

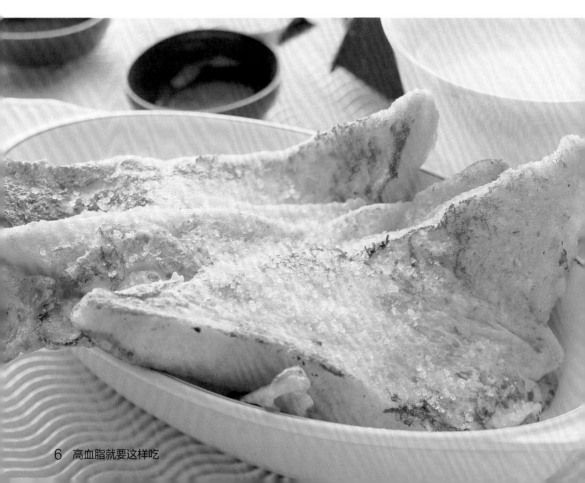

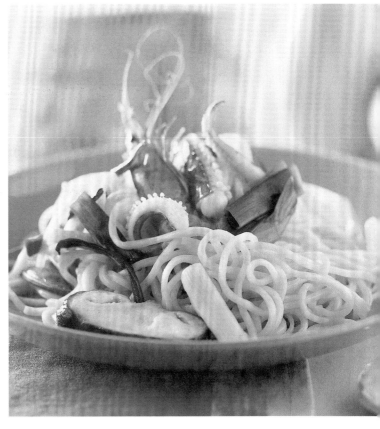

PART 3
降脂茶果饮

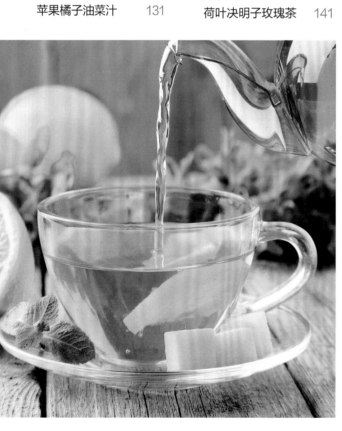

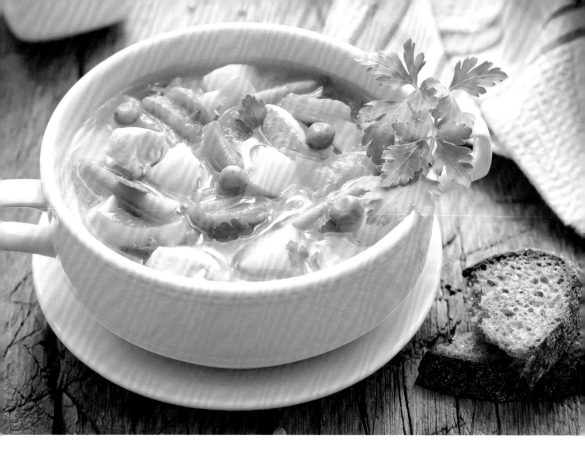

你了解高脂血症吗

何谓"高脂血症"

血脂是血液中所含脂类物质的总称，主要包括胆固醇、甘油三酯、磷脂以及游离脂肪酸等，其中胆固醇和甘油三酯是主要成分。血脂含量只是全身脂质含量的一小部分，但是却是人体所必需的物质，可以反映体内脂类代谢的情况，具有至关重要的生理功能。由于各种原因引起的血清中的胆固醇或甘油三酯水平升高所产生的疾病就是高脂血症。

近年来，由高脂血症引起的并发症越来越多，而且患病比例也在逐年上升。因为高脂血症所引发的中风、心血管疾病直接威胁人们的健康与生命，所以高脂血症与高血压、高血糖一起被称为"三高"，越来越受到人们的关注，但是大多数人对高脂血症还是一知半解，并没有充分了解高脂血症的发病原因及预防措施，这就使得患高脂血症的人群数量逐年递增。

引发高脂血症的原因

由于引起高脂血症的病因很多，目前医学界也不能完全解释清楚，得到证实与确定的因素主要有三个方面：遗传因素、饮食因素和内分泌或代谢因素。

一小部分的人会因为家族性高脂血症遗传而患病，其余大部分都是在后天所致，而饮食因素是引起高脂血症的常见后天原因，绝大多数高脂血症患者都是由于在日常生活中对饮食问题疏忽或是坚持错误的饮食方式而导致体内血脂过高，从而产生疾病。比如人们摄取高脂肪、高热量的食物太多，平时又缺乏运动，生活无规律，从而导致肥胖，引起甘油三酯和胆固醇升高而致病。内分泌或代谢因素主要是指由于血液中糖、胆固醇、蛋白质代谢紊乱，体内毒素增多，肝脏的解毒功能严重受损，致使心脏供血无力，血液循环不畅，直至导致血液中的胆固醇与脂肪含量过高而形成高脂血症，并伴有高血压、高血糖等一系列疾病。

高脂血症的类型

国内一般以成年人空腹血清总胆固醇超过5.72毫摩尔/升，甘油三酯超过1.70毫摩尔/升作为诊断高脂血症的指标。将总胆固醇在5.2～5.7毫摩尔/升者称为边缘性升高。

根据血清总胆固醇、甘油三酯和高密度脂蛋白胆固醇的测定结果，通常将高脂血症分为四种类型：高胆固醇血症、高甘油三酯血症、混合型高脂血症、低高密度脂蛋白血症。高胆固醇血症是指血清总胆固醇含量增高，超过5.72毫摩尔/升，而甘油三酯含量正常，即甘油三酯低于1.70毫摩尔/升；高甘油三酯血症是指血清甘油三酯含量增高，超过1.70毫摩尔/升，而总胆固醇含量正常，即总胆固醇

低于5.72毫摩尔/升；混合型高脂血症是指血清总胆固醇和甘油三酯含量均增高，即总胆固醇超过5.72毫摩尔/升，甘油三酯超过1.70毫摩尔/升；低高密度脂蛋白血症是指血清高密度脂蛋白胆固醇(HDL－胆固醇)含量降低，低于0.90毫摩尔/升。

血脂升高的五大信号

高脂血症与高血压、高血糖并称为"三高"，足以说明高脂血症发病的普遍性。一旦身体出现以下五大信号，就需要重视了，要去医院检测自己的血脂水平。

信号一：早晨起床后感觉头脑不清醒，进食早餐后有所好转，午后易犯困，夜晚很清醒；经常感觉头昏脑涨，有时在与人谈话的过程中都容易睡着；常常会忘记事情，感觉四肢很沉重或者四肢没有感觉等，这些都是高脂血症的前兆。

信号二：中老年妇女的眼睑上出现淡黄色的小皮疹，刚开始时为米粒大小，略高出皮肤，严重时布满整个眼睑，这个在医学上称为"黄色素斑"，是由于血脂浓度异常增高，引起脂质异位沉积而造成的。黄色素斑本身没有明显的健康危害，但是，它的出现往往提示患者的血脂水平已经比较高了。

信号三：腿肚经常抽筋，并时常感到刺痛，这是胆固醇积聚在腿部肌肉中的表现，如果发现程度不断在加重，一定要予以重视，及时进行血脂检查。

信号四：患有家族性高胆固醇血症的人常会在各个关节的伸面皮肤出现脂质异位沉积，特别是跟腱，为脂质沉积的好发部位，严重者可使跟腱的强度明显下降，不小心造成轻微的创伤就会导致撕裂。

信号五：短时间内在面部、手部出现较多黑斑(斑块比老年斑稍微大一些，颜色较深)。

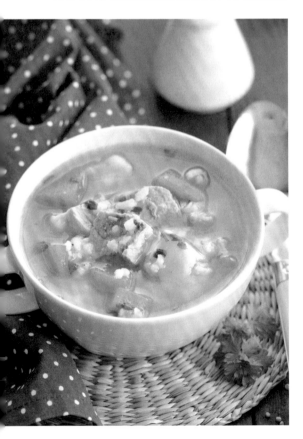

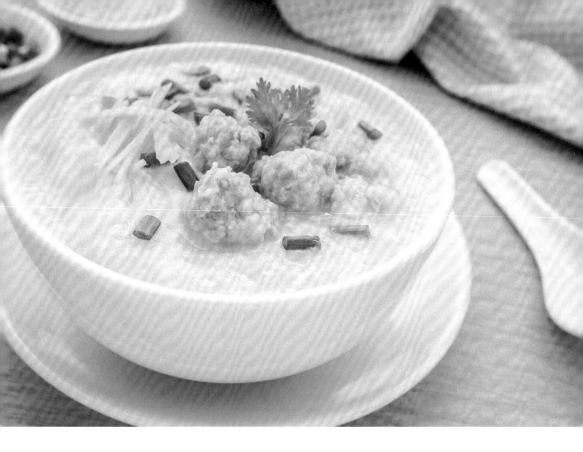

高脂血症患者饮食宜忌

适宜的五种烹调方法

在烹调时，应尽量设法保存食物中原有的营养素，避免其被破坏。高脂血症患者较适宜的烹调方法主要有以下五种。

煮：一般用于体积较小且容易熟的食材，将食物放入锅里，用大火先煮开再转为小火，食物的营养物质与有效成分能够很好地保留在汤汁中，味道清淡鲜美。

蒸：将食物包好材料后隔水蒸熟，可以加些汤汁在食物中，也可以不加，因人而异。蒸出的东西原汁原味，是食疗保健里最常用的一种方法。

凉拌：凉拌是生食或近于生食的一种方法。一般将食物洗净切出形状，用开水烫过后调味。鲜嫩爽口，清香生脆。

炖：锅里放入适量的清水，将食物洗净切块与调料一起倒入锅中，大火烧开转小火炖到食物熟烂，炖出的食物原汁原味，质地熟软。

熬：熬就是在煮的基础上将食物烧成汤汁，比炖的时间还要长，适合老年人、身体衰弱的人使用。

稳定的蔬菜摄入量

蔬菜中含有大量的矿物质如钙、磷、钾、镁和微量元素如铁、铜、碘、铝、锌、氟，并且以绿叶蔬菜含量最为丰富。而钙在苋菜、荠菜和黄花菜中含量很高。蔬菜中的钾、镁含量也很丰富，其中不少比水果中的含量还要高。如果每天能吃 350 克以上的蔬菜，那么其中的钾、镁等多种元素基本上可以满足人体的需要。蔬菜富含维生素 C 和胡萝卜素，维生素 C 能够降低胆固醇、保护动脉壁。由于高脂血症患者常常要求忌食动物性食物而导致维生素 A 的缺失，而蔬菜中的胡萝卜素

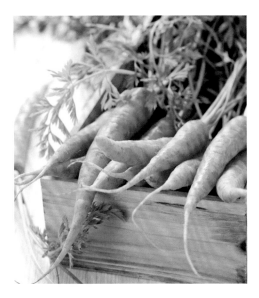

则可以补充维生素 A。蔬菜中的纤维素能够增加饱腹感，起到较好的节食减肥作用，同时能够推动粪便和肠内积物蠕动，增加肠液以泄积通便，清洁肠道，促进脂质代谢，从而起到降压降脂作用。所以高脂血症患者应该食用大量蔬菜，来降低胆固醇与血脂。

忌食动物肝脏

研究表明，动物肝脏内含有比较丰富的营养素，比如蛋白质、维生素和微量元素，而且动物肝脏烹调后味道极佳，所以成为很多人的膳食最爱，例如葱爆腰花、醋熘肥肠等。但是动物肝脏中含有大量的脂肪和胆固醇，对于高脂血症患者来说，多食动物肝脏是很不可取的。因此，为了身体健康与疾病的防治，高脂血症患者不宜进食动物肝脏。

老年人应少食甜食

糖虽然是人体不可缺少的营养素，但不可以多吃，尤其是心血管疾病患者或老年人要严格控制糖分的摄入，少食甜食。众所周知，糖、脂肪和蛋白质是人体不可缺少的三大营养素，人体所需热量的 50% 以上是由碳水化合物提供的。我们平日里食用的米面等食物含有大量的淀粉，而淀粉经消化以后即可转化为人体需要的葡萄糖，所以通过正常饮食摄入的碳水化合物已足够满足人体代谢的需要，如果过量地摄入糖，会在体内转化成过剩的脂类，造成体表脂肪过多和血脂升高，并进一步引起动脉粥样硬化、冠心病及脑血栓等。老年人的骨质缺钙，过量的糖容易引发老年人的骨质疏松，而且老年人的胰腺功能降低，糖过量就会使血糖升高，容易诱发糖尿病甚至加重脂肪代谢紊乱和动脉粥样硬化，因此老年人要严格控制糖分的摄入，少食甜食。

忌饮食过咸

咸味是绝大多数复合味的基础，有"百味之王"之说。不仅一般的菜品离不开咸味，就是酸辣味、糖醋味等也要加入适量的咸味，才能够使其滋味浓郁、适口。盐是咸味之首，可以增味、解腻、杀菌、防腐，每天必须摄入一定的盐来保持新陈代谢。但是盐分除了让人开胃外，还会因为钠离子锁住体内水分而导致水肿和体重增加。高脂血症患者每天不宜进食过多盐，应以小于 6 克为宜。

忌食植物性奶油

植物性奶油比动物性奶油造成的心血管疾病风险还要大，所以不管是植物性奶油还是动物性奶油，高脂血症患者都不宜多吃。奶油的口感香甜浓郁，是很多人尤其是女性的最爱，可是高脂血症患者并不适宜多吃奶油，因为奶油中含有大量饱和脂肪和胆固醇，被公认为是"心血管的大敌"。由于奶油好吃却不能多吃，所以人们发明了植物性奶油，少了很多饱和脂肪酸。可是植物性奶油一定比动物性奶油健康吗？植物脂肪中由于本身并不含有饱和脂肪酸，而为了追求口感，在制作过程中加入了氢分子来提高油脂的硬度与口感，这样原本缺少饱和脂肪酸的植物奶油却具有了"反式脂肪"，这种人造脂肪破坏了人体原来所具有的脂质代谢机制，所造成的心血管疾病的风险比动物性脂肪更大，所以说，动物性奶油不宜多吃，而植物性奶油更不宜多吃。

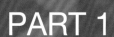

PART 1

降脂家常菜

　　饮食对防治高脂血症有着至关重要的作用，所以应适当地调节饮食结构，采用合理的饮食方法来预防胆固醇与脂肪的过多摄取，从而降低人体内的血脂，达到防治高脂血症的目的。本章所推荐的家常菜均适合高脂血症患者食用。

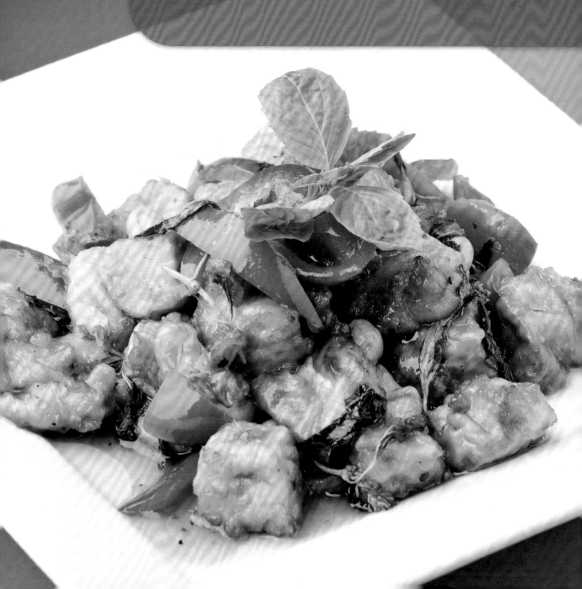

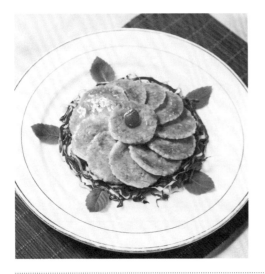

红薯饼

材料

红薯泥500克，面粉、糯米粉、熟黑芝麻各50克，圣女果1个，紫甘蓝、植物油各适量

做法

1. 将紫甘蓝洗净切丝，糯米粉和面粉放红薯泥中，加入清水拌匀搅成泥状，揉成面坯。
2. 熟黑芝麻压碎，加少量植物油与面坯揉成面球。
3. 将面球一个个摁扁，放在锅内蒸熟。摆上紫甘蓝丝及圣女果装饰即可。

玉米炒空心菜

材料

玉米粒50克，空心菜500克，胡萝卜丁少许，葱5克，姜5克，蒜10克，植物油5毫升，盐3克

做法

1. 空心菜、葱、姜、蒜洗净，切好备用；玉米粒提前蒸熟。
2. 锅烧热，倒入植物油，倒入胡萝卜丁、葱、姜、蒜以及空心菜翻炒。
3. 加入玉米粒，放盐调味即可食用。

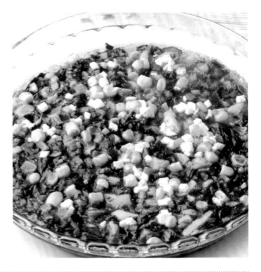

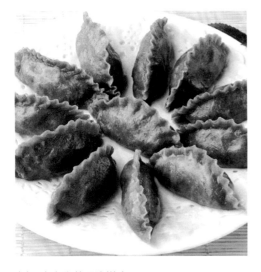

蒸荞麦饺

材料

荞麦面粉300克，白菜、牛肉各200克，盐3克，植物油10毫升，葱花5克

做法

1. 白菜、牛肉洗净剁成饺子馅，加入植物油、盐和葱花拌匀。
2. 荞麦面粉加少许盐，用开水和成面团，切成小剂子，擀成饺子皮。
3. 包饺子，入锅蒸熟即可。

泡嫩黄豆

材料

黄豆100克，干红辣椒10克，白酒2毫升，片糖、盐各少许，醪糟汁5毫升，香料包1个

做法

1. 黄豆洗净，放入含食用碱的开水锅中烫熟，捞起，漂净后晾凉，用清水泡4天取出。
2. 将片糖、干红辣椒、白酒、醪糟汁和盐一并放入坛中，搅拌，使糖和盐融化。
3. 将黄豆及香料包放入坛中，密封，泡制1个月即成。

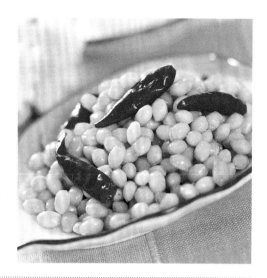

沪式小黄瓜

材料

小黄瓜500克，红辣椒1个，白糖5克，盐4克，味精2克，香油20毫升，蒜5克

做法

1. 小黄瓜洗净，切成小块，装盘待用。
2. 蒜洗净，剁成蒜蓉，红辣椒洗净切末。
3. 将蒜蓉与红辣椒末、白糖、盐、味精、香油一起拌匀，浇在小黄瓜上，再拌匀即可。

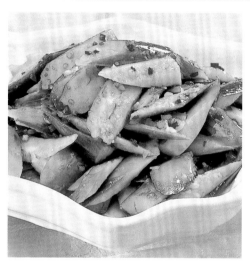

酸辣芸豆

材料

芸豆150克，黄瓜100克，胡萝卜50克，红油10毫升，生抽5毫升，醋5毫升，盐、味精各适量

做法

1. 将芸豆泡发，再入锅中煮熟，装碗。
2. 将黄瓜、胡萝卜均洗净，切成滚刀块；胡萝卜块焯熟后，与黄瓜一起装入芸豆碗中。
3. 红油、生抽、盐、醋、味精拌匀，淋在芸豆上即可。

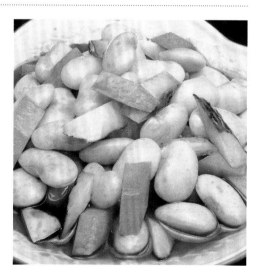

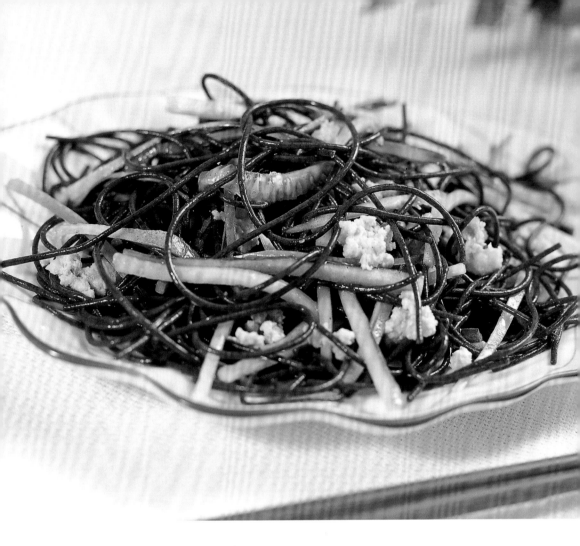

肉末黄瓜拌荞麦面

材料

猪瘦肉100克，黄瓜150克，荞麦面150克，红椒1个，盐3克，香油5毫升

做法

1. 黄瓜洗净切成丝；猪瘦肉洗净切丝，入开水中焯熟；红椒洗净切丝。
2. 锅中加入水烧开，下入荞麦面，煮熟后捞出。
3. 将荞麦面、猪瘦肉丝、黄瓜丝、红椒丝和盐、香油一起拌匀即可。

小贴士

　　黄瓜是一种低热量、低脂肪的食物，并含有丰富的细纤维素，可以降低血液中胆固醇、甘油三酯的含量，从而对高血压、高脂血症、肥胖症等患者都有很好的食疗作用。荞麦含有的烟酸成分有调节血脂、扩张冠状动脉的功效。

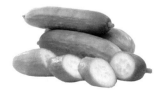

黄瓜：利尿消肿，降低血糖

芹菜拌玉米

材料

芹菜 350 克，玉米粒 200 克，香油 10 毫升，盐 3 克，醋适量

做法

1. 将芹菜洗净，切成小块；玉米粒洗净备用。
2. 将芹菜和玉米粒入开水锅中余水，捞出沥干，装盘。
3. 加入香油、盐和醋，搅拌均匀即可。

小贴士

玉米含有钙、硒、卵磷脂、维生素 E，具有降低血清胆固醇，预防高脂血症、高血压、冠心病等作用。芹菜含有丰富的膳食纤维，能促进胃肠蠕动，减少胆固醇和脂肪在肠道内的停留时间，还能有效预防便秘。此外，芹菜中所含的芹菜碱和甘露醇等活性成分，有降低血脂、血压的作用。

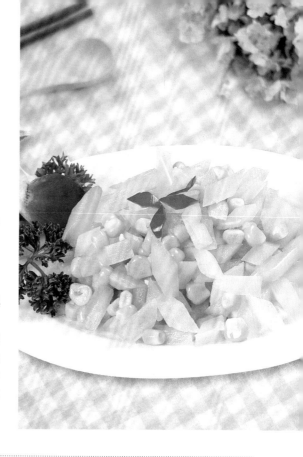

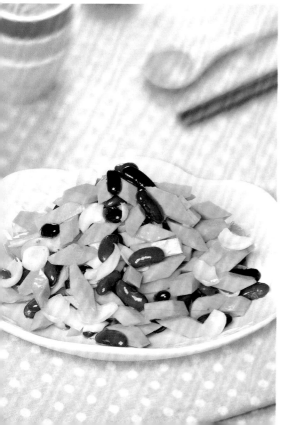

南瓜赤小豆炒百合

材料

南瓜 200 克，赤小豆、百合各 150 克，盐 3 克，鸡精 2 克，植物油适量

做法

1. 南瓜去皮去籽，洗净切菱形块。
2. 赤小豆泡发洗净，百合洗净备用。
3. 锅置火上，入植物油烧热，放入南瓜、赤小豆、百合一起炒至八成熟，加入适量盐、鸡精调味，然后炒至熟，装盘即可食用。

小贴士

赤小豆具有清热解毒、利尿消肿、降脂减肥等作用，所以本品尤其适合体形肥胖的高脂血症患者食用。常食本品可润肠通便、降脂降压、生津止渴、养心安神，可预防高脂血症、高血压以及烦躁易怒、失眠多梦等症。

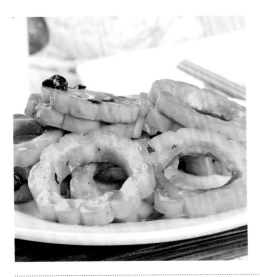

豉汁苦瓜

材料

苦瓜 500 克，豆豉 5 克，蒜泥、酱油、植物油、盐、鸡精、淀粉各适量

做法

1. 苦瓜洗净，切成圆片，挖去瓤；豆豉剁碎。
2. 锅中加植物油烧热，放入苦瓜片，煎至两面呈金黄色时放入大半杯水，加鸡精、酱油、豆豉碎、盐、蒜泥。
3. 用大火烧至汤汁浓稠，淀粉勾芡即可起锅。

西红柿炒口蘑

材料

口蘑 300 克，西红柿 2 个，淀粉 5 克，盐 3 克，葱段、高汤、植物油各适量

做法

1. 西红柿表面划十字花刀，放入开水中略焯，捞出撕去外皮，切块；口蘑洗净，切好，放入开水中焯水，沥干水。
2. 锅加植物油烧热，放入口蘑炒匀，加盐、高汤翻炒片刻，放入西红柿块，炒至西红柿汁浓时，用淀粉勾薄芡，撒入葱段即可。

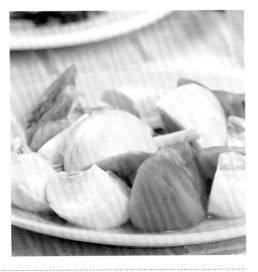

核桃仁拌韭菜

材料

核桃仁 300 克，韭菜 150 克，白醋 3 毫升，盐 2 克，香油 8 毫升，植物油适量

做法

1. 韭菜洗净，切长段，入开水焯熟。
2. 锅内放植物油，待油烧至五成热下入核桃仁炸成浅黄色捞出。
3. 在另一只碗中放入韭菜、白醋、盐、香油搅拌均匀，和核桃仁一起装盘即成。

双椒拌腐竹

材料

腐竹 250 克，青辣椒、红辣椒各 100 克，盐、味精、香油各适量

做法

1. 腐竹泡发洗净，入开水中焯水，捞出沥干斜切成段；青辣椒、红辣椒洗净，切斜片。
2. 把腐竹、青辣椒、红辣椒装入盘中。
3. 调入盐、味精，淋上香油，拌匀即可。

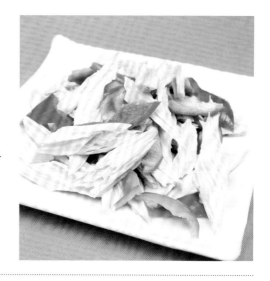

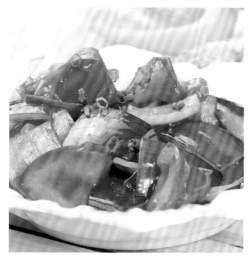

洋葱炒西红柿

材料

洋葱 100 克，西红柿 200 克，葱花、番茄酱、淀粉、醋、植物油各适量，盐、白糖各 2 克

做法

1. 洋葱、西红柿分别洗净，切块。
2. 锅加植物油烧热，放入洋葱、西红柿炒一下，盛出。
3. 锅留底油，放入番茄酱，炒变色后加水、盐、白糖、醋调成汤汁，待汤开后入炒好的洋葱、西红柿翻炒，用淀粉勾芡，撒上葱花即可。

香油蒜片拌黄瓜

材料

蒜 80 克，黄瓜 150 克，盐、香油各适量

做法

1. 蒜、黄瓜洗净切片。
2. 将蒜片和黄瓜片放入开水中焯一下，捞出待用。
3. 将蒜片、黄瓜片装入盘中，将盐和香油搅拌均匀，淋在蒜片、黄瓜片上即可。

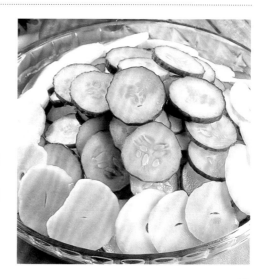

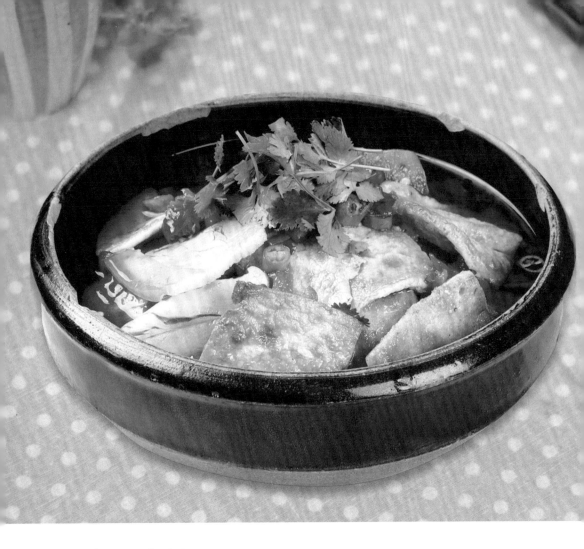

土家豆腐钵

材料

豆腐 200 克，洋葱 15 克，盐 3 克，青辣椒、红辣椒各 10 克，高汤 300 毫升，辣椒油、胡椒粉、香菜、植物油各少许

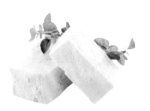

豆腐： 清热解毒，生津润燥

做法

1. 豆腐过滚水切薄片；红辣椒、青辣椒洗净切段；洋葱洗净切块。
2. 锅中放适量植物油，将豆腐煎至两面金黄；放入洋葱，加少许辣椒油、盐炒匀；倒入高汤烧 3 分钟；放入胡椒粉拌匀出锅。
3. 撒上红辣椒段、青辣椒段、香菜即可。

小贴士

　　豆腐中含有丰富的大豆卵磷脂，有益于神经、血管、大脑的生长发育，豆腐在健脑的同时，所含的豆固醇还抑制了胆固醇的摄入，对降低血压和血脂有很大的帮助。洋葱可有效降低血脂和血压，对心脑血管疾病有很好的食疗效果。

赤小豆炒玉米

材料

赤小豆 100 克，玉米粒 200 克，豌豆 50 克，葡萄干 30 克，盐 3 克，白糖、植物油各少许

做法

1. 赤小豆泡发洗净。
2. 玉米粒、豌豆均洗净备用。
3. 锅下植物油烧热，放入赤小豆、玉米粒、豌豆一起炒至五成熟，放入葡萄干，加盐、白糖调味，炒熟即可装盘。

小贴士

　　本品具有滋阴生津、清热利尿、降压降脂、美容养颜的功效，适合高脂血症、高血压、贫血、尿道感染等患者食用。煮赤小豆时最好用砂锅，也可以用高压锅，最好煮成豆沙，用砂锅煮 2 个半小时，高压锅煮 10 分钟，即可食用。

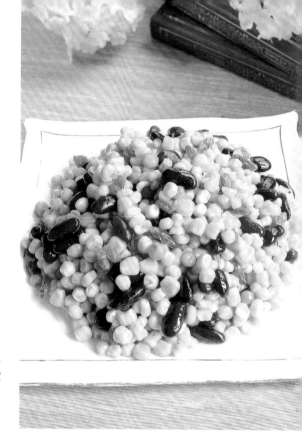

五香毛豆

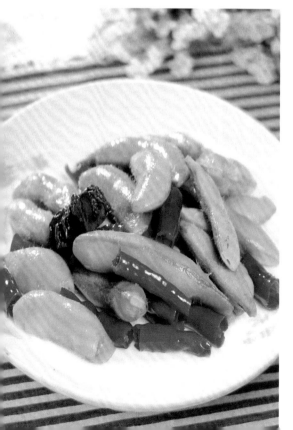

材料

毛豆 350 克，干辣椒 50 克，八角 5 克，盐 3 克，鸡精 2 克，植物油适量

做法

1. 将毛豆洗净，放入开水锅中煮熟，捞出沥干待用；干辣椒洗净，切段；八角洗净，沥干。
2. 锅置火上，注植物油烧热，下入干辣椒和八角爆香，再加入毛豆翻炒均匀。
3. 调入盐和鸡精调味，装盘即可。

小贴士

　　毛豆富含膳食纤维和植物性蛋白质，有降低胆固醇、促进胃肠蠕动、预防便秘的功能，还富含丰富的不饱和脂肪酸，能清除积存在血管壁上的胆固醇，有效降低血压，可预防高脂血症、高胆固醇血症、高血压、动脉硬化等多种心脑血管疾病。

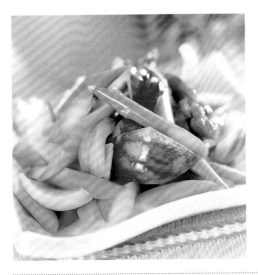

洋葱炒芦笋

材料

洋葱 150 克，芦笋 200 克，盐 3 克，味精、植物油各少许

做法

1. 芦笋洗净，切成斜段；洋葱洗净切成片。
2. 锅中加水烧开，下入芦笋段稍焯后捞出沥水。
3. 锅中加植物油烧热，下入洋葱爆香，再下入芦笋炒熟，下入盐和味精炒匀即可。

芝麻红薯泥

材料

红薯 500 克，芝麻 20 克，白糖少许，植物油、香菜各适量

做法

1. 芝麻炒香，盛出碾碎；红薯去皮洗净，切成小块，放入锅里蒸熟，稍凉时压成红薯泥。
2. 锅中加植物油烧热，放入红薯泥，炒干后调入少许白糖，再加入适量植物油，炒成沙时撒上芝麻，放上香菜即可。

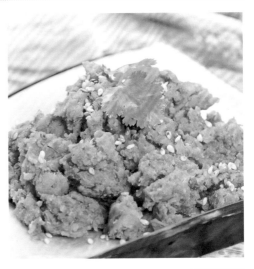

泡菜烧魔芋

材料

魔芋豆腐 400 克，泡萝卜 100 克，泡红椒 50 克，蒜苗叶 20 克，盐 3 克，味精 2 克，姜米、料酒、蒜末、植物油各适量

做法

1. 先将魔芋豆腐切条，泡萝卜切条，泡红椒切成小段。魔芋豆腐入开水中焯出碱味。
2. 锅加植物油烧热，下泡红椒、姜米、蒜末炒出香味，下泡萝卜，出味后下魔芋豆腐、料酒，调入盐和味精，下蒜苗叶后起锅。

葱白炒南瓜丝

材料

南瓜 250 克，葱白 150 克，盐 2 克，味精 1 克，白糖 3 克，植物油适量

做法

1. 南瓜洗净切丝；葱白洗净切丝；两者都用开水焯一下。
2. 炒锅加植物油烧热，放入南瓜丝、葱白丝一起翻炒，然后加入盐、味精、白糖调味，炒熟即可装盘。

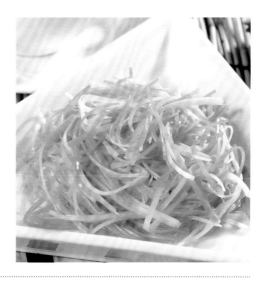

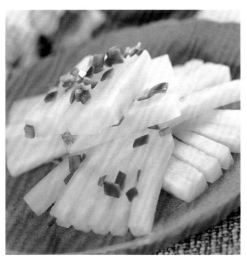

醋泡白萝卜

材料

白萝卜 100 克，盐 3 克，红辣椒、醋、白糖各适量

做法

1. 白萝卜洗净切片，先切成 6 等份，再把每一份切细条，但底部连接不切断；红辣椒切粒状，醋、盐和白糖同放一碗内兑成调味汁。
2. 将白萝卜入盐水泡 40 分钟，压出水分后，投入调味汁内浸泡 1 ~ 2 个小时，待入味，将红辣椒粒撒入刀口等处，就可食用了。

荠菜炒冬笋

材料

冬笋 450 克，荠菜末 30 克，酱油 6 毫升，白糖 3 克，味精 4 克，花椒 12 克，料酒 6 毫升，植物油、香油各适量

做法

1. 冬笋切小块；锅中入植物油少许，将花椒炸出香味，捞出。
2. 倒入冬笋翻炒，加酱油、白糖、料酒，加盖焖烧至入味。
3. 加荠菜末、味精炒匀，淋上少量香油即可。

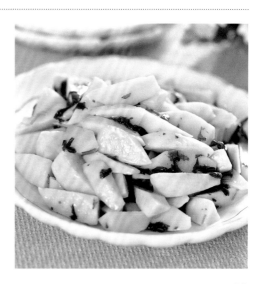

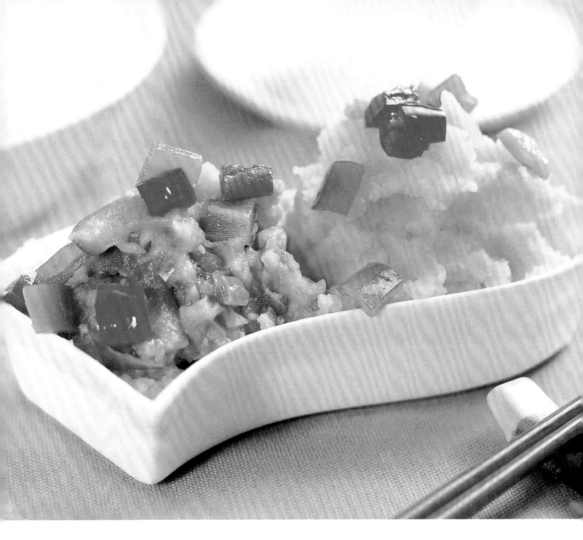

茄子炖土豆

材料

茄子 150 克，土豆 200 克，青辣椒、红辣椒各 20 克，葱 5 克，盐 2 克，鸡精 2 克，高汤、植物油各适量

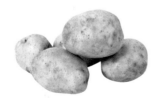

土豆： 和胃健脾，降糖降脂

做法

1. 土豆去皮，洗净切成块；茄子洗净切丁；青辣椒、红辣椒洗净切丁；葱洗净切成葱花。
2. 净锅上火，倒入植物油，油热后入葱花炒出香味，放入土豆、茄子翻炒，加盐，入高汤用大火煮 30 分钟。
3. 将土豆、茄子煮软后用勺压成泥，加入鸡精，出锅撒入青辣椒丁、红辣椒丁即可。

小贴士

　　茄子具有吸收油脂的作用，可预防高脂血症和肥胖症，而土豆可预防心血管系统的脂肪沉积，保持血管的弹性。

油焖冬瓜

材料

冬瓜 300 克，青辣椒、红辣椒各 20 克，葱、生姜各 10 克，盐 3 克，植物油适量

做法

1. 冬瓜去皮、去籽，洗净，切三角形厚块，面上划十字花刀；青辣椒、红辣椒洗净切块；生姜洗净切丝；葱洗净切圈。
2. 将切好的冬瓜入开水焯烫，捞出，沥干水分。
3. 起锅上植物油，下入冬瓜块焖 10 分钟，加入青辣椒块、红辣椒块及生姜丝、葱圈、盐炒匀即可。

小贴士

　　本品具有开胃消食、消脂减肥、利尿祛湿的功效，尤其适合肥胖症、高脂血症以及食欲不佳的人群食用。

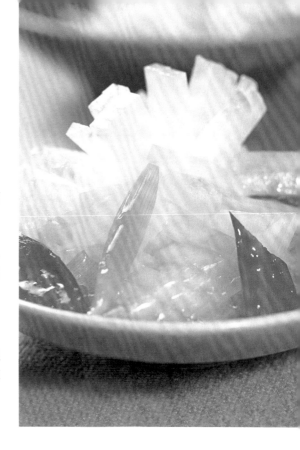

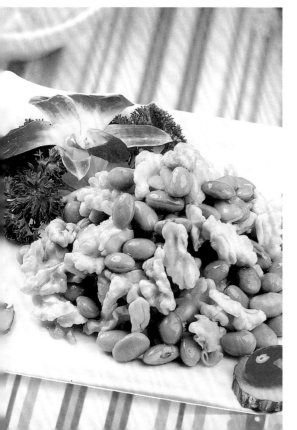

毛豆核桃仁

材料

毛豆 350 克，核桃仁 200 克，盐 3 克，鸡精 2 克，香油 15 毫升，蒜蓉、植物油、黄瓜片、圣女果各适量

做法

1. 将毛豆去壳洗净，沥干待用；核桃仁洗净，焯水待用。
2. 锅置火上，注植物油烧热，下入蒜蓉炒香，倒入毛豆滑炒，再加入核桃仁翻炒至熟。
3. 最后加入盐和鸡精调味，起锅装盘，淋上适量香油，盘边摆上黄瓜片、圣女果即可。

小贴士

　　毛豆可有效降低血脂，预防动脉硬化，核桃仁也含有丰富的不饱和脂肪酸，可清除血管壁上的胆固醇和脂肪，有效降低血脂。本菜还富含卵磷脂，常食还能预防阿尔茨海默病。

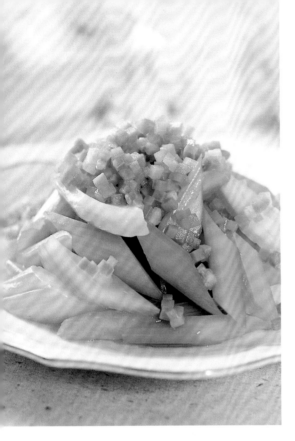

芹菜炒胡萝卜粒

材料

芹菜 250 克，胡萝卜 150 克，香油 10 毫升，盐 3 克，鸡精 1 克，植物油适量

做法

1. 将芹菜洗净，切菱形块，入开水锅中焯水；胡萝卜洗净，切成粒。
2. 锅注植物油烧热，放入芹菜爆炒，再加入胡萝卜粒一起炒匀，至熟。
3. 加入香油、盐和鸡精调味即可出锅。

小贴士

本菜可以平肝清热，降压降脂。芹菜中含有的芹菜苷、佛手苷内酯和挥发油，具有降血压、降血脂、防治动脉粥样硬化的作用。另外它对神经衰弱、月经不调、痛风、肌肉痉挛也有一定的辅助治疗作用。

黑芝麻拌莴笋丝

材料

莴笋 300 克，熟黑芝麻少许，盐 2 克，味精 1 克，醋 6 毫升，生抽 5 毫升

做法

1. 莴笋去皮洗净，切丝。
2. 锅内注水烧沸，放入莴笋丝焯熟，捞起沥干并装入盘中。
3. 加入盐、味精、醋、生抽拌匀，撒上熟黑芝麻即可。

小贴士

本菜具有利尿通乳，预防高血压、高脂血症的功效。莴笋中含钾量较高，有利于促进排尿，对高血压和心脏病患者极为有益。黑芝麻也含有多种营养成分，搭配食用效果更佳。

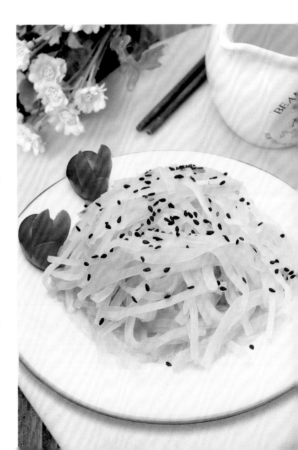

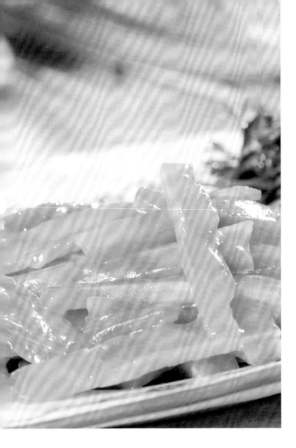

芦荟炒苦瓜

材料
芦荟350克，苦瓜200克，盐3克，味精2克，植物油适量

做法
1. 芦荟去皮，洗净切成条；苦瓜去瓤，洗净，切成条，做焯水处理。
2. 炒锅加植物油烧热，放苦瓜条翻炒，再加入芦荟条、盐、味精一起翻炒，炒至断生即可。

小贴士
　　芦荟具有软化血管的功能，可以让血管变得更加有弹性，它还可以起到净化血液的效果，苦瓜则可以预防高血压、糖尿病，二者搭配食用，可以起到降血压、降血糖和预防高脂血症的作用。

青椒蒸茄子

材料
青椒100克，茄子300克，盐、味精各3克，酱油5毫升，红椒10克，植物油适量

做法
1. 茄子洗净，切条，摆盘；青椒、红椒洗净，切块。
2. 锅烧热，加植物油，下入青椒块、红椒块爆香，放入盐、味精、酱油调成味汁，淋在茄子上。
3. 将盘子放入锅中，隔水蒸熟即可。

小贴士
　　本菜在辅助治疗高脂血症的同时，还能助消化。茄子含有丰富的维生素P，维生素P能增强人体细胞间的粘着力，降低胆固醇。辣椒含有辣椒素，有刺激唾液和胃液分泌的作用，能增进食欲，帮助消化。

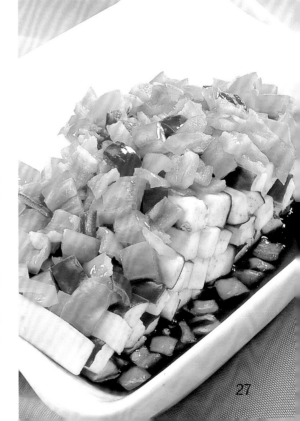

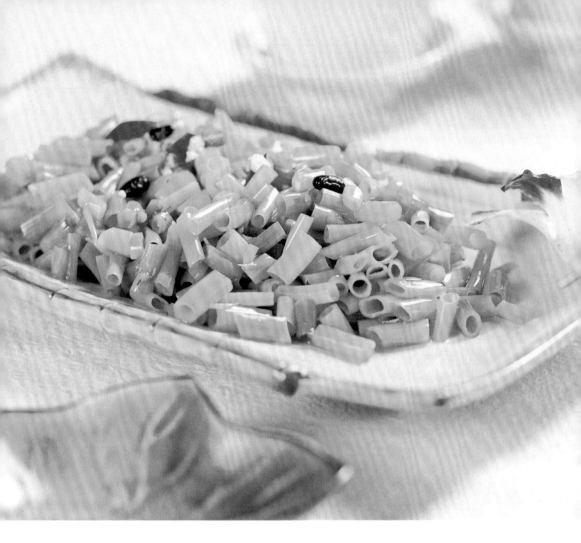

豆豉炒空心菜梗

材料

空心菜梗 300 克，豆豉 30 克，红甜椒 20 克，香油 4 毫升，盐、鸡精、植物油各适量

做法

1. 空心菜梗洗净，切小段；红甜椒洗净，切片。
2. 锅加植物油烧热，倒入豆豉炒香，再倒入空心菜梗滑炒，加入红甜椒一起翻炒至熟。
3. 加盐、鸡精和香油调味，炒匀即可装盘。

小贴士

　　本菜有降低血脂、防癌抗癌、预防感冒的功效，适合抵抗力差者以及糖尿病、癌症、高脂血症等患者食用。空心菜营养丰富，每 100 克空心菜中含钙 147 毫克，居叶菜首位，胡萝卜素的含量比西红柿高出 4 倍，维生素 C 的含量比西红柿高出 17.5%。空心菜宜大火快炒，不宜焖煮，以免维生素流失过多。

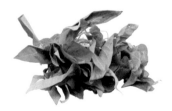

空心菜： 清热解毒，增强体质

洋葱圈

材料

洋葱1个，青辣椒圈、红辣椒圈各20克，醋10毫升，盐3克，胡椒粉、淀粉、植物油各适量

做法

1. 洋葱去皮洗净，然后切成洋葱圈。
2. 锅里加入植物油，烧热后先放入青辣椒圈、红辣椒圈翻炒，再放入洋葱圈翻炒。
3. 炒至五成熟时加入盐、醋、胡椒粉调味，用淀粉勾一层薄芡即可出锅。

小贴士

　　洋葱含有丰富的前列腺素A，前列腺素A能扩张血管、降低血液黏度，因而会产生降血压、增加冠状动脉的血流量、预防血栓形成的作用。洋葱还含有葱蒜辣素，能提高胃肠道张力，促进胃肠蠕动，从而起到开胃作用。

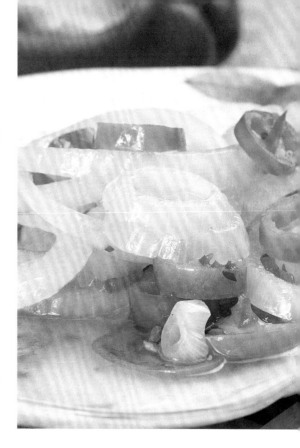

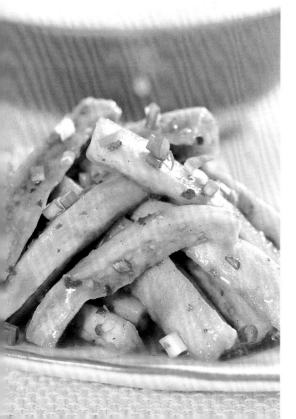

麻辣茄子

材料

茄子400克，盐、葱、辣椒酱、鸡精、红油、植物油各适量

做法

1. 茄子去蒂洗净，切条状；葱洗净，切成葱花。
2. 锅入水烧开，放入茄子氽水，捞出沥干备用。
3. 锅下植物油烧热，放入茄子炒至八成熟，加盐、辣椒酱、鸡精、红油调味，炒熟装盘，撒上葱花即可。

小贴士

　　本品中茄子富含维生素P，每100克茄子中含750毫克维生素P，维生素P能使血管壁保持弹性，具有防止毛细血管破裂出血，使心血管保持正常的功能；茄子还富含黄酮类化合物，能降低血液中的胆固醇含量，降低血脂，预防动脉硬化，保护心脏。

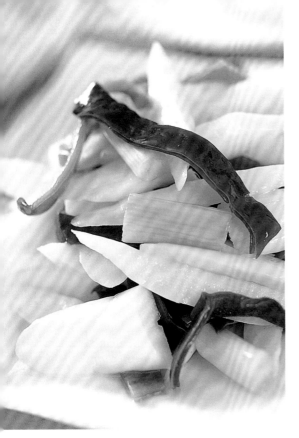

鲜竹笋炒黑木耳

材料

鲜竹笋200克，黑木耳150克，盐3克，味精、葱段、植物油各少许

做法

1. 鲜竹笋洗净，切滚刀块，备用；黑木耳泡发洗净，切粗丝，备用。
2. 鲜竹笋入开水中焯水，取出控干水分。
3. 锅中放植物油，爆香葱段，下入鲜竹笋、黑木耳炒熟，调入盐、味精，炒至入味即可。

小贴士

　　黑木耳可抑制血小板凝聚，降低血液中胆固醇的含量，对动脉血管硬化、高脂血症等患者颇为有益，并有一定的抗癌作用。鲜竹笋中植物蛋白、维生素及微量元素的含量均很高，有助于增强机体的免疫功能，提高防病抗病的能力。

三鲜芦笋

材料

芦笋200克，草菇、火腿、虾仁各适量，盐、味精各3克，香油5毫升

做法

1. 芦笋洗净，切片；草菇洗净，对切成两半，与芦笋同入开水锅中焯水后取出；火腿切片，虾仁洗净，煮熟。
2. 将芦笋、草菇、火腿、虾仁同拌，调入盐、味精拌匀。
3. 再淋入香油即可。

小贴士

　　芦笋中含有的天冬酰胺和硒、钼、铬、锰等微量元素，具有调节机体代谢，提高身体免疫力的功效，对高血压、心脏病、高脂血症等症具有很好的预防及辅助治疗作用。

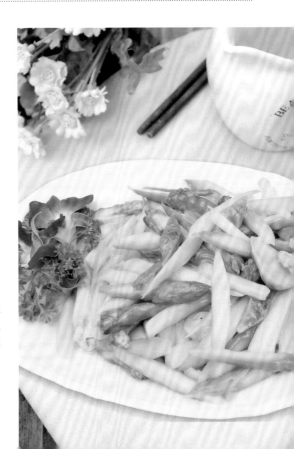

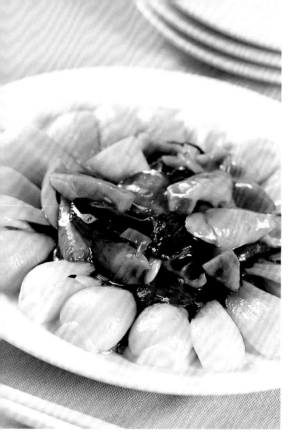

双冬扒油菜

材料

油菜 500 克，香菇、冬笋各 50 克，盐、味精、蚝油、老抽、白糖、淀粉、植物油各少许

做法

1. 油菜洗净，焯烫；锅加植物油烧热，放入油菜翻炒，调入盐、味精炒熟，摆盘成圆形。
2. 香菇、冬笋洗净，切片，放入油锅中稍炒，加蚝油、水，调入老抽、盐、味精、白糖，焖约 5 分钟。
3. 用淀粉勾芡，盛出放在油菜的中间即可。

小贴士

本菜具有活血化淤、降低血脂的作用，适宜高血压、高脂血症等患者食用，油菜含有膳食纤维，能与胆酸盐和食物中的胆固醇及甘油三酯结合，并从粪便中排出，从而减少人体对脂类的吸收，故可用来降血脂。

椒丝炒空心菜

材料

空心菜 400 克，红甜椒 20 克，盐 3 克，鸡精 2 克，蒜蓉、植物油各适量

做法

1. 将空心菜择洗干净，切成长段；红甜椒洗净，切成丝。
2. 大火将植物油烧热，放入蒜蓉爆香。
3. 再将空心菜、红甜椒倒入锅中略炒，加入盐、鸡精炒匀即可。

小贴士

空心菜中含有大量的膳食纤维，可增进肠道蠕动，加速排便，从而减少人体对脂类的消化和吸收，可以起到预防和辅助治疗高脂血症的作用，经常食用，还能提高人体的免疫力。

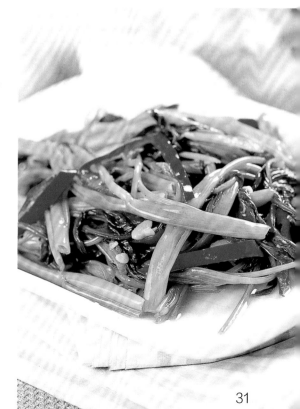

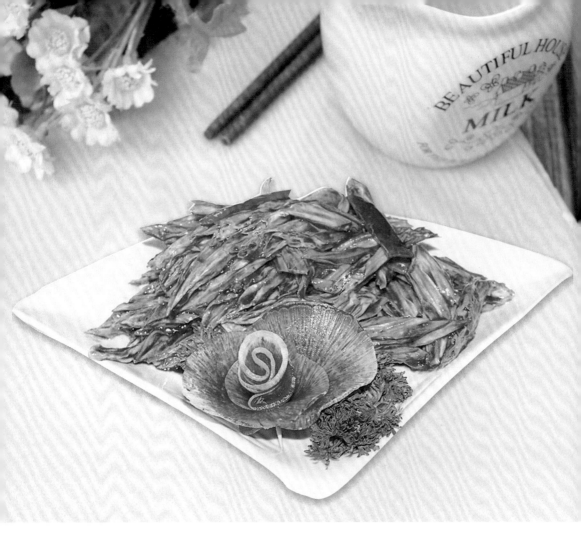

酱烧腐竹

材料

腐竹300克,青辣椒、红辣椒各10克,盐3克,味精1克,生抽3毫升,豆瓣酱3克,植物油适量

做法

1. 腐竹洗净泡发,入开水中焯水后捞出沥干,切成斜段;青辣椒、红辣椒洗净切好。
2. 油锅烧热,放入腐竹以大火翻炒,加入青辣椒、红辣椒、豆瓣酱、生抽炒匀。
3. 烧至腐竹颜色变深,再加点水焖2分钟,加入盐和味精调味即可。

小贴士

　　腐竹中所含有的磷脂能降低血液中胆固醇含量,有防治高脂血症、动脉硬化的效果。而辣椒富含辣椒素,可发汗降脂、开胃消食,对高脂血症和肥胖症患者有较好的作用。

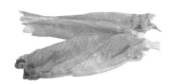

腐竹:健脑,防止高血脂

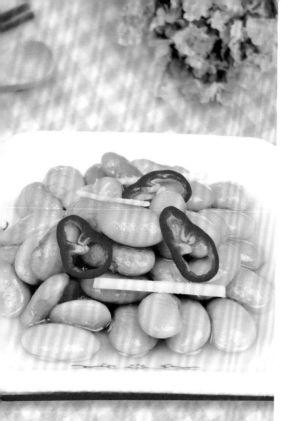

蜜汁芸豆

材料

芸豆 300 克，盐 3 克，生姜 5 克，蜂蜜适量，红辣椒少许

做法

1. 芸豆洗净备用；红辣椒洗净，切圈；生姜去皮洗净，切条。
2. 锅入水烧开，加入盐，放入芸豆煮至熟透，将红辣椒圈、生姜条过一下水，一起捞出沥干，装盘，淋入蜂蜜，搅拌一下即可食用。

小贴士

本品在降低血脂、血压的同时，还具有温中下气、降逆止呃、强身健体等功效，适合脾胃虚寒、胃寒呕吐、呃逆以及高血压、高脂血症患者食用。

胡萝卜土豆丝

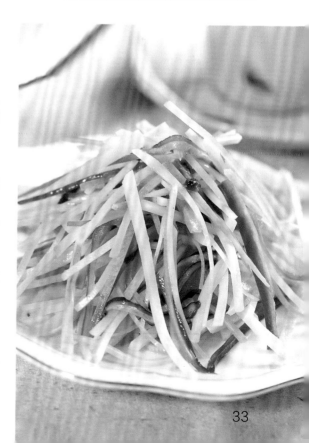

材料

土豆 250 克，水发香菇 25 克，胡萝卜 100 克，青甜椒、红甜椒各 20 克，盐 4 克，料酒 3 毫升，白糖 2 克，淀粉、鲜汤、植物油各适量

做法

1. 将水发香菇、青甜椒、红甜椒、胡萝卜均洗净，切丝。
2. 将土豆削皮切成丝，洗净捞起沥水，放入油锅中炒至断生，捞起沥油。
3. 锅留底油，倒入青甜椒、红甜椒、香菇、胡萝卜、料酒稍炒，再加入盐、白糖和土豆丝，然后加入鲜汤，待沸后用淀粉勾芡。

小贴士

本品具有益气健脾、增进食欲、清肝明目、降脂减肥的功效，尤其适合食欲不佳的高脂血症、高血压等患者食用。

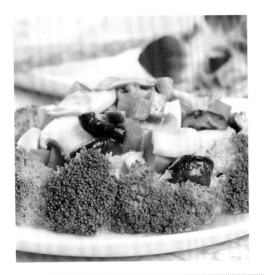

草菇炒西蓝花

材料

草菇 100 克，水发香菇 10 朵，西蓝花 1 棵，胡萝卜 1 根，盐、鸡精各 3 克，蚝油、白糖、淀粉各 10 克

做法

1. 草菇、水发香菇、西蓝花洗净，撕小朵，焯水，捞出；胡萝卜洗净切丁。
2. 锅中加蚝油，放香菇、胡萝卜、草菇、西蓝花炒匀，加少许清水焖煮至熟，加盐、鸡精、白糖调味，以淀粉勾薄芡，炒匀即可。

炒黄豆芽

材料

黄豆芽 400 克，蒜苗 3 根，盐 3 克，干红辣椒 3 个，味精 1 克，植物油适量

做法

1. 将黄豆芽洗净；干红辣椒、蒜苗洗净，切段。
2. 将锅置火上，倒植物油烧热，下入黄豆芽炒至水分不多时捞出备用。
3. 将干红辣椒段下入锅内，炒出香辣味，加入黄豆芽、盐、味精炒匀，再放入蒜苗段，翻炒几下即可。

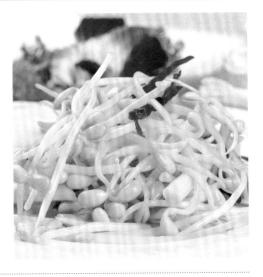

金针菇炒绿豆芽

材料

绿豆芽 300 克，金针菇 150 克，青甜椒、红甜椒各 50 克，盐、鸡精、植物油各适量

做法

1. 绿豆芽洗净；金针菇洗净；青甜椒、红甜椒均洗净，切丝。
2. 锅加植物油烧热，放入青甜椒、红甜椒炒香，再放入绿豆芽和金针菇翻炒至熟。
3. 调入盐和鸡精调味，装盘。

香菇炒豆腐丝

材料

豆腐丝 200 克，香菇 6 朵，红辣椒 2 个，白糖 5 克，盐 3 克，味精、植物油各少许

做法

1. 豆腐丝洗净稍烫，捞出晾凉切段，放盘内，加盐、白糖、味精拌匀，腌渍备用。
2. 香菇洗净泡发，切成细丝；将红辣椒洗净，切成细丝。
3. 植物油烧热，入香菇丝和辣椒丝炒香，将香菇、辣椒丝倒在腌过的豆腐丝上拌匀。

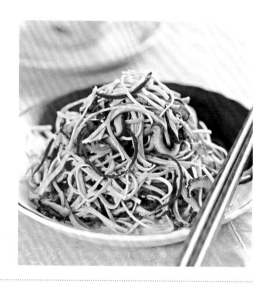

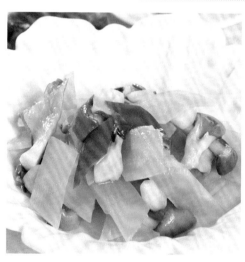

莴笋炒秀珍菇

材料

秀珍菇 200 克，莴笋 350 克，红甜椒 1 个，盐、白糖各 3 克，味精 2 克，黄酒、素鲜汤、植物油各适量

做法

1. 莴笋去皮洗净，切菱形；秀珍菇洗净切片；红甜椒洗净切片。
2. 锅上火将植物油烧热，倒入素鲜汤、秀珍菇片、莴笋片、红甜椒片炒匀。
3. 加黄酒、盐、白糖、味精烧沸即可。

干锅素什锦

材料

平菇、珍珠菇各 150 克，黄瓜 200 克，盐 2 克，生抽 3 毫升，蒜末 5 克，青辣椒、红辣椒、香菜各适量

做法

1. 平菇洗净，撕成小块；珍珠菇洗净；黄瓜去皮洗净，切块；青辣椒、红辣椒洗净，切圈。
2. 油锅烧热，下青辣椒圈、红辣椒圈及蒜末炒出香味，放入平菇、珍珠菇炒熟。
3. 加入盐、生抽调味，炒匀装盘撒上香菜。

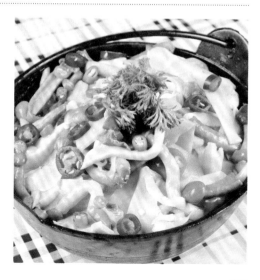

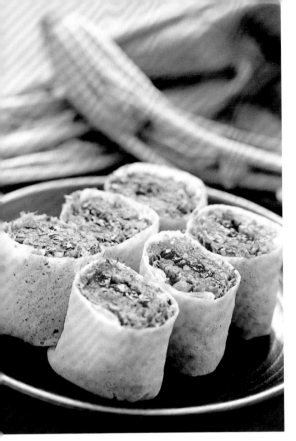

菠菜柴鱼卷

材料

菠菜6株，柴鱼卷6片，春卷皮6张，番茄酱适量，盐3克

做法

1. 将菠菜洗净，入加盐的开水中烫熟，捞起，沥干水分，待凉。
2. 春卷皮排平，铺上柴鱼卷，上置菠菜。
3. 最后淋上少许番茄酱，卷紧即可。

小贴士

　　本品可促进体内胆固醇和脂肪代谢，能有效控制高脂血症，还能增强人体的免疫力。本品中菠菜最大的特点是含钾量很高，每100克菠菜含钾500毫克，可有效降低血压，而柴鱼卷有降低血中胆固醇的作用，因此本品十分适合高血压、高脂血症患者食用，还可有效预防心脑血管疾病的发生。

西蓝花拌赤小豆

材料

西蓝花250克，赤小豆、洋葱各100克，橄榄油3毫升，柠檬汁少许

做法

1. 洋葱剥皮，洗净，切丁；西蓝花洗净切小朵，放入开水中焯烫至熟，捞起；赤小豆泡水后入开水中煮熟备用。
2. 将橄榄油、柠檬汁调成酱汁。
3. 将洋葱、西蓝花、赤小豆、酱汁混合拌匀即可。

小贴士

　　本品具有清热解毒、利尿通淋、防癌抗癌、降脂降压等功效，可辅助治疗高脂血症、泌尿系统感染等。烹炒西蓝花前，先用淡盐水将其浸泡10分钟，有助于去除残留农药。西蓝花焯水后，应放入凉开水内过凉，捞出沥干再用。

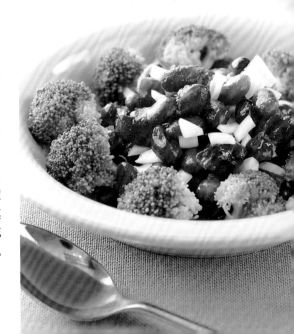

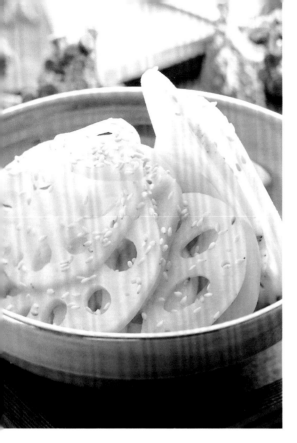

糖醋藕片

材料

莲藕 2 节，白芝麻 8 克，果糖 6 克，白醋 20 毫升，盐适量

做法

1. 将莲藕削皮洗净，切成薄片，浸入淡盐水中。
2. 锅内水烧开，放入莲藕片焯烫，并滴进几滴醋同煮，煮熟后捞起，沥干。
3. 将莲藕片加醋、盐、果糖拌匀，撒上白芝麻即可。

小贴士

　　莲藕中含有丰富的黏液蛋白和膳食纤维，能降低胆固醇及甘油三酯，并能润肠通便，从而减少脂类的吸收，适合高血压、高脂血症以及肥胖症的患者食用。此外，本品具有清热凉血、滋阴润肺的功效，适合肺热燥咳、咽喉干燥的患者食用。

酱爆脆笋

材料

竹笋 300 克，盐 3 克，葱 3 克，红辣椒 10 克，酱油、醋、植物油各适量

做法

1. 竹笋洗净，切片；葱洗净，切花；红椒洗净，切圈。
2. 锅下植物油烧热，放入竹笋炒至五成熟时，放入红辣椒圈，加盐、酱油、醋炒至入味。
3. 装盘，撒上葱花即可。

小贴士

　　竹笋含钾量较高，有利于促进排尿，减少对心房的压力，对高血压和心脏病患者极为有益，竹笋也有利尿、降低血压和血脂、预防心律失常的作用，还能改善消化系统和肝脏的功能。因此，常食本品对高脂血症、高血压患者大有益处。

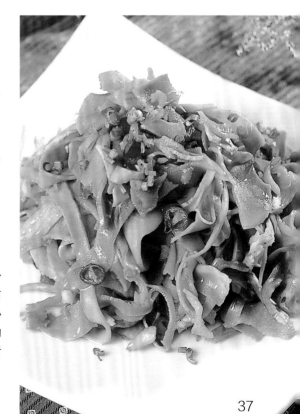

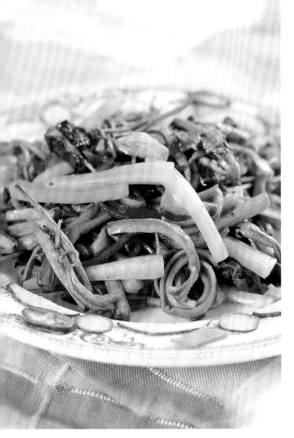

芹菜炒茶树菇

材料

茶树菇 300 克，芹菜丝 100 克，淀粉 15 克，盐 2 克，葱白段 20 克，生姜丝、蒜蓉、红辣椒丝各 5 克，植物油适量

做法

1. 将茶树菇洗净，下油锅稍炒，盛出。
2. 将芹菜丝入开水中氽熟。
3. 油锅烧热，爆香葱白段、红辣椒丝、生姜丝、蒜蓉，再放入茶树菇、芹菜丝，加盐炒匀入味，用淀粉勾芡即可。

小贴士

茶树菇含有丰富的 B 族维生素和多种矿物质元素，如铁、钾、锌、硒等元素都高于其他菌类，是高血压、高脂血症和肥胖症患者的理想食品。搭配芹菜食用，能利尿通淋，降脂降压。

手撕驴肉

材料

驴肉 300 克，红甜椒丝 50 克，料酒 5 毫升，香油 10 毫升，盐 3 克，葱丝、香菜段、葱白、生姜、八角、桂皮各适量

做法

1. 驴肉洗净，切块氽烫，入高压锅，加盐、葱白、生姜、八角、桂皮、料酒、清水，上火压至软烂，取肉撕成丝。
2. 将驴肉丝、红甜椒丝、葱丝、香菜段在砂锅中略炒至熟，加盐、香油拌匀，装盘即可。

小贴士

驴肉的胆固醇含量明显低于牛肉和猪肉，驴肉所含的高级脂肪酸中，除少数为饱和脂肪酸外，大多数为不饱和脂肪酸，其中的亚油酸、亚麻酸，对动脉硬化、冠心病、高血压、高脂血症患者有着良好的保健作用。

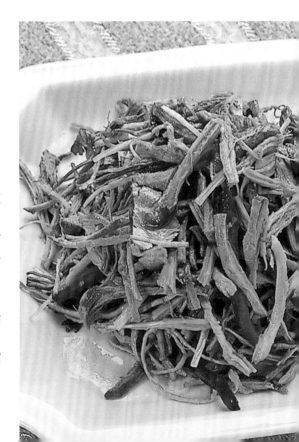

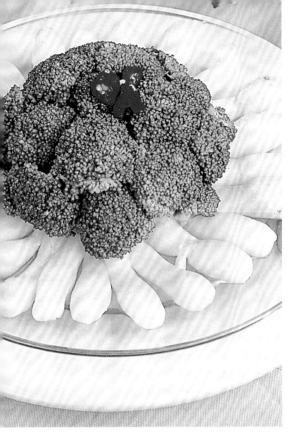

西蓝花鸡腿菇

材料

红辣椒 5 克，西蓝花 100 克，鸡腿菇 80 克，盐 3 克，味精 5 克，香油、生抽各 5 毫升

做法

1. 红辣椒洗净，切圈。
2. 鸡腿菇、西蓝花洗净，入开水中焯熟，沥干后与红辣椒圈一起装盘。
3. 将盐、味精、香油、生抽调成味汁，淋在西蓝花、鸡腿菇、红辣椒圈上即可。

小贴士

　　西蓝花是含有类黄酮最多的食物之一，类黄酮可以用于抗感染，也是最好的血管清理剂，能够抑制胆固醇氧化，防止血小板凝结，经常食用西蓝花可以达到预防和辅助治疗高血压、高脂血症、糖尿病等病的作用。

热炝草鱼

材料

草鱼 400 克，生姜、干红辣椒各适量，盐、辣椒面各 3 克，料酒、香油各 10 毫升，味精 2 克，植物油适量

做法

1. 草鱼清理干净，切片，加盐、味精、辣椒面、料酒腌渍；生姜去皮洗净，切丝；干红辣椒洗净，切段。
2. 油锅烧热，下生姜丝、干红辣椒段炒香，放入草鱼煎熟捞出，淋入香油，起锅装盘。

小贴士

　　草鱼中含有丰富的不饱和脂肪酸，对血液循环有利，经常食用草鱼可以起到预防和辅助治疗心脑血管疾病和高脂血症的作用，草鱼含有丰富的硒元素，还有抗衰老、养颜的功效。

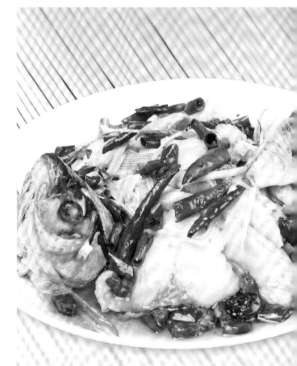

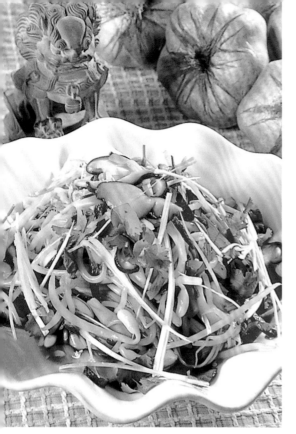

黄豆芽拌香菇

材料

黄豆芽 100 克，鲜香菇 80 克，盐 3 克，味精少许，葱白丝、红辣椒各 30 克，香菜末 15 克，红油适量

做法

1. 黄豆芽择洗干净并焯烫；鲜香菇洗净，去蒂，焯水后切片；红辣椒洗净，焯水后切丝。
2. 将黄豆芽、鲜香菇片、红辣椒丝、葱白丝、香菜末同拌，调入盐、味精拌匀。
3. 淋入红油即可。

小贴士

　　本品具有利尿消肿、降低血脂的功效，适合高脂血症患者食用。热黄豆芽时要掌握好时间，八成熟即可，没熟透的黄豆芽带点涩味，可加醋去除涩味，能保持黄豆芽爽脆鲜嫩。

大白菜炒双菇

材料

大白菜、香菇、平菇、胡萝卜各 100 克，盐 3 克，植物油适量

做法

1. 大白菜洗净切段；香菇、平菇均洗净切块，焯烫片刻；胡萝卜去皮、切片。
2. 净锅上火，倒植物油烧热，放入大白菜、胡萝卜翻炒。
3. 再放入香菇、平菇，调入盐炒熟即可。

小贴士

　　本品中的大白菜含有多种维生素和果胶，可降低胆固醇；香菇和平菇可预防血管硬化，降低血脂和血压，胡萝卜可改善毛细血管循环，降低血脂，增加冠状动脉血流量。

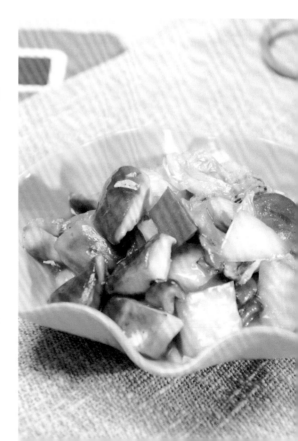

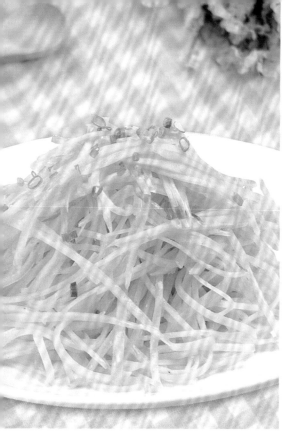

清炒红薯丝

材料

红薯 200 克，盐 3 克，鸡精 2 克，葱花 3 克，植物油适量

做法

1. 红薯去皮洗净，切丝备用。
2. 锅下植物油烧热，放入红薯丝炒至八成熟，加盐、鸡精炒匀。
3. 待熟装盘，撒上葱花即可。

小贴士

　　本菜具有补虚益气、润肠通便、降脂降压的功效，非常适合高脂血症、高血压、冠心病等患者食用。由于红薯富含大量黏多糖类物质，可保持人体动脉血管的弹性，降低胆固醇和血脂。红薯还富含膳食纤维，可促进胃肠蠕动，减少脂肪在肠道内滞留的时间，从而可以减少肠道对脂肪的吸收。

海蜇拌土豆丝

材料

海蜇 100 克，土豆 200 克，盐 3 克，醋 4 毫升，味精 3 克，酱油 5 毫升，生姜、葱各 10 克，辣椒油 3 毫升，红甜椒丝适量

做法

1. 海蜇洗净切细丝；土豆去皮洗净切丝；生姜洗净切丝；葱洗净切细丝。
2. 海蜇、土豆入开水中烫至熟，捞出。
3. 将土豆、海蜇与生姜丝、葱丝同拌，加入盐、味精、醋、酱油、辣椒油一起拌匀，放上红甜椒丝即可。

小贴士

　　海蜇中的甘露聚糖及胶质可防治动脉粥样硬化，此外，海蜇中富含的多种矿物质，可有效降低血脂；土豆富含膳食纤维，具有降低胆固醇和脂肪的作用。

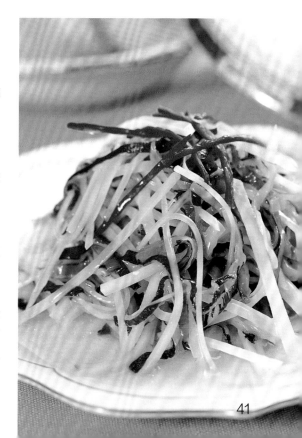

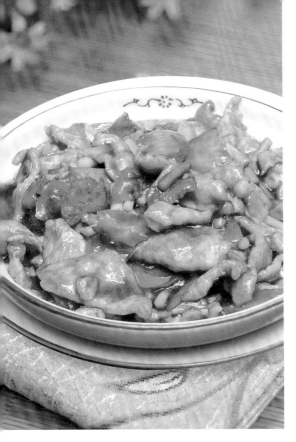

蒜薹炒海参

材料

猪瘦肉、海参各 100 克，蒜薹 80 克，盐 3 克，酱油、淀粉、植物油各适量

做法

1. 猪瘦肉洗净，切块；海参洗净，切块；蒜薹洗净，切段。
2. 起油锅，放入猪瘦肉、海参翻炒一会，再加入蒜薹同炒，然后再加入盐、酱油炒至入味。
3. 起锅前，用淀粉勾芡即可。

小贴士

　　海参中含有 18 种氨基酸且不含胆固醇，适合动脉硬化、高血压、高脂血症等心脑血管疾病患者食用，海参还具有强大的修复和增强人体免疫力的功效，一般人群皆可食用。

腰果蹄筋

材料

腰果 50 克，猪蹄筋 200 克，葱花 15 克，盐、味精各 3 克，黄瓜片、红甜椒块各适量

做法

1. 猪蹄筋洗净，切碎末，入开水锅中，加入盐、味精，煮至黏稠状取出，放入冰箱冷冻。
2. 盘底摆上黄瓜片和红甜椒块，将冷冻后的猪蹄筋切成块状，摆入盘中。
3. 最后撒上腰果、葱花即可。

小贴士

　　腰果中含有多种维生素和矿物质，特别是其中的锰、铬、镁、硒等微量元素，具有抗氧化、防衰老和抗心血管疾病的作用。其脂肪多为不饱和脂肪酸，是高脂血症和冠心病患者的食疗佳果。

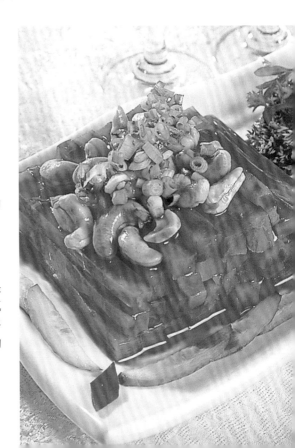

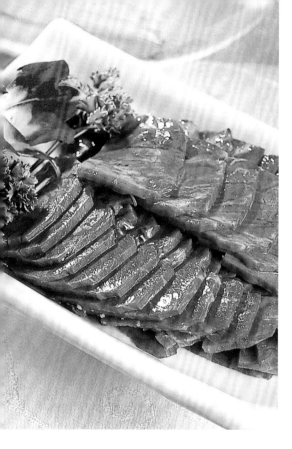

腊驴肉

材料

腊驴肉 100 克，盐 1 克，味精 1 克，醋 5 毫升，老抽 3 毫升，红油 5 毫升

做法

1. 腊驴肉洗净，切片。
2. 锅内注水烧沸，放入切好的驴肉片汆熟后，捞起晾干装入碗中，向碗中加入盐、味精、醋、老抽、红油拌匀。
3. 再倒入盘中即可。

小贴士

人体中胆固醇含量过高，会引起血管的粥样硬化症，而驴肉的胆固醇含量低于牛肉和猪肉，其氨基酸、不饱和脂肪酸、微量元素含量均高于后者，而胆固醇、脂肪含量均低于后者，是高脂血症和心脑血管疾病患者的食疗佳品。

香油莴笋丝

材料

莴笋 200 克，红辣椒 5 克，生抽 5 毫升，香油 10 毫升，盐 3 克

做法

1. 莴笋洗净，去皮，切成丝，放入热水中焯熟。
2. 红辣椒洗净，去蒂、籽，切成丝，放入水中焯一下。
3. 将生抽、盐调成味汁，与莴笋、红椒一起拌匀，淋上香油即可。

小贴士

莴笋中的钾含量大大高于钠含量，有利于体内的水电解质平衡，并能促进排尿和乳汁的分泌。对高血压、水肿、高脂血症、心脏病患者有一定的食疗作用，它还能改善人的消化系统功能。

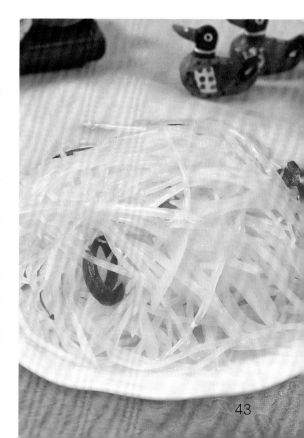

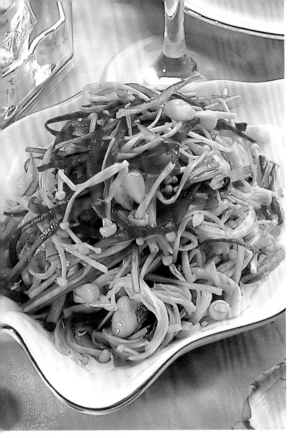

芥末金针菇

材料

红甜椒 35 克，芥末粉 15 克，金针菇 200 克，盐 3 克，味精 2 克，花椒油、香油、老抽各 3 毫升，芹菜少许

做法

1. 金针菇用清水泡半个小时，洗净，放入开水中焯熟；红甜椒、芹菜洗净，切丝，放入开水中焯一下。
2. 金针菇、红甜椒、芹菜装入盘中。
3. 将芥末粉加盐、味精、花椒油、香油、老抽和温开水，搅匀成糊状，待飘出香味时，淋在盘中即可。

小贴士

　　金针菇含有大量锌元素，可有效降低血脂，还富含钾，能利尿降压，此外，常食金针菇还能预防胃肠道溃疡、男性前列腺炎等症。

干贝蒸萝卜

材料

白萝卜 100 克，干贝 30 克，盐 4 克，红甜椒丝适量

做法

1. 干贝泡软，备用。
2. 白萝卜削皮洗净，切成圈段，中间挖一小洞，将干贝一一塞入，装于盘中，将盐均匀地撒在上面。
3. 将盘移入蒸锅中，将干贝和白萝卜蒸至熟，在盘中摆入红甜椒丝装饰即可。

小贴士

　　白萝卜含有丰富的钾元素，能有效预防高血压，常吃可降低血脂、软化血管，预防高脂血症、冠心病、动脉硬化以及肥胖症等疾病。

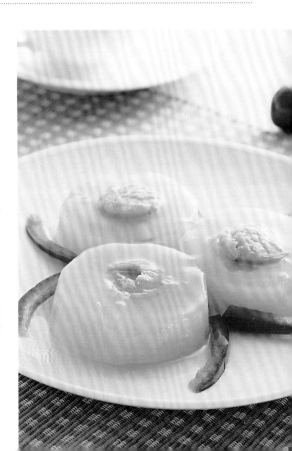

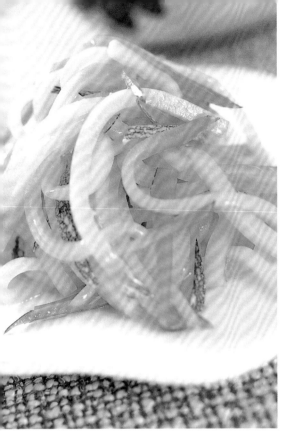

清炒南瓜丝

材料

嫩南瓜 350 克，蒜 10 克，盐 3 克，味精 2 克，植物油适量

做法

1. 将嫩南瓜洗净，切成细丝；蒜去皮洗净剁成蓉。
2. 锅中加水烧开，下入嫩南瓜丝焯熟后，捞出沥干。
3. 锅中加植物油烧热，下入蒜蓉爆香后，再加入嫩南瓜丝炒熟，调入盐、味精炒匀即可。

小贴士

　　本菜具有降血糖、降血压、降血脂的功效，糖尿病、高血压、高脂血症等患者都可经常食用，还能有效预防心脑血管疾病的发生。南瓜还具有补中益气、解毒杀虫、消炎止痛的作用，常食还能预防蛔虫病的发生。

芥蓝拌干贝唇

材料

干贝唇 90 克，芥蓝 150 克，黑木耳 50 克，红甜椒 20 克，盐 3 克，醋、香油、鸡精、酱油各适量

做法

1. 将干贝唇洗净切块；芥蓝洗净切菱形片；黑木耳泡发洗净，撕开；红甜椒洗净切圈。
2. 锅中注入适量清水，烧开后放入干贝唇稍烫一下，放入一小碗内；芥蓝焯水后沥干，摆盘；黑木耳、红甜椒焯水后放入碗内。
3. 碗里加入盐、鸡精、酱油、香油、醋拌匀，装盘即可。

小贴士

　　本品具有清热解毒、滋阴润燥、通利肠道等功效，适合阴虚咳嗽、疔疮疖肿、肠燥便秘等症及高脂血症、高血压等患者食用。

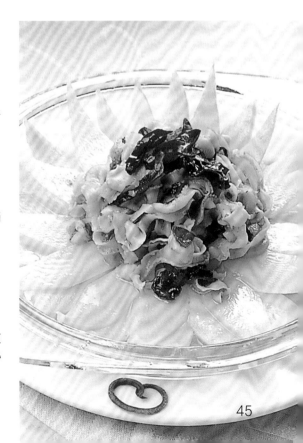

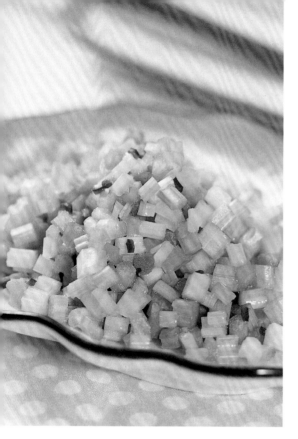

香油芹菜

材料

芹菜 400 克，红辣椒粒 20 克，香油 10 毫升，盐 3 克，鸡精 1 克

做法

1. 将芹菜摘去叶子，洗净，切碎，焯熟，捞出沥干，装盘待用。
2. 往盘里加入适量香油、盐、鸡精和红辣椒粒。
3. 搅拌均匀即可食用。

小贴士

芹菜富含蛋白质、碳水化合物、胡萝卜素、B 族维生素、钙、磷、铁、钠等营养物质，具有平肝清热、祛风利湿等功效。吃芹菜对预防高血压、高脂血症、动脉硬化等都十分有益，并有辅助治疗作用。

豌豆烧兔肉

材料

兔肉 200 克，豌豆 150 克，生姜末、盐各 3 克，葱花、鸡精各 3 克，植物油适量

做法

1. 兔肉洗净，切成大块；豌豆洗净。
2. 将切好的兔肉入开水中汆去血水，洗净待用。
3. 锅上火，加入植物油烧热，下入兔肉、豌豆炒熟，加生姜末、盐、鸡精调味，撒上葱花即可起锅。

小贴士

兔肉属于高蛋白质、低脂肪、低胆固醇的肉类，兔肉的蛋白质含量高达 70%，比一般肉类的蛋白质含量都高，脂肪和胆固醇含量却低于所有的肉类，非常适合高脂血症、肥胖症等患者食用。

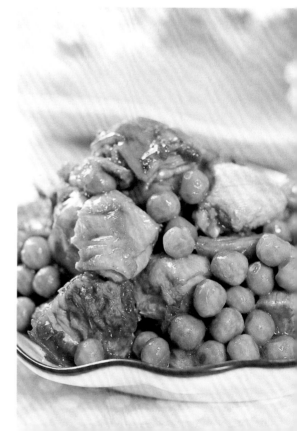

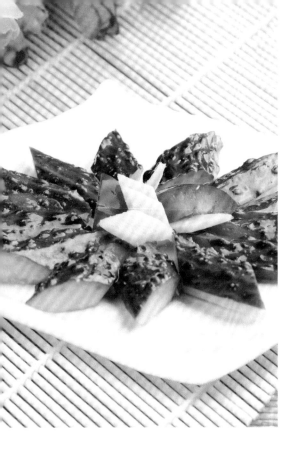

糖醋黄瓜

材料

黄瓜 2 根，米醋 10 毫升，盐 3 克，白糖 3 克，红甜椒片、姜片、香油各适量

做法

1. 将黄瓜洗净，切斜段备用。
2. 黄瓜内调入盐，腌渍七八分钟，使黄瓜入味。
3. 再将黄瓜沥干水分，加入白糖、醋、香油拌匀后，放上红甜椒片和姜片装饰即可。

小贴士

黄瓜中所含的丙醇二酸，可抑制糖类物质转变为脂肪，从而减少人体对脂肪的吸收，黄瓜中所含的葡萄糖苷、果糖等物质不参与通常的糖代谢，也非常适合糖尿病患者食用。

皮条鳝鱼

材料

鳝鱼 100 克，葱丝、香菜、酱油、醋、白糖、蒜蓉、黄酒、盐、淀粉、植物油各适量

做法

1. 将鳝鱼清理干净，切条，用黄酒、盐和淀粉调匀挂糊。
2. 植物油烧热，将鳝鱼条炸至熟捞起。
3. 将酱油、醋、白糖、蒜蓉放入碗中调成卤汁，炒锅倒入卤汁用大火烧沸，放入鳝鱼条翻炒，起锅装盘，撒上葱丝、香菜即可。

小贴士

鳝鱼的肉质细嫩，营养丰富，含有丰富的蛋白质等营养物质，具有补虚劳、强筋骨的作用，适合虚弱型的高脂血症患者食用。

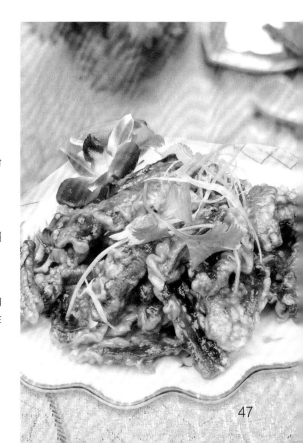

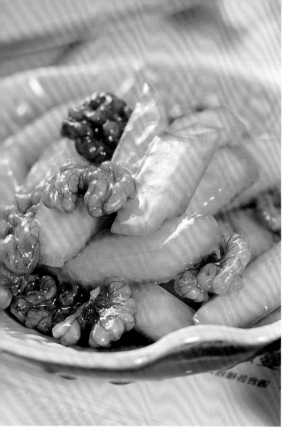

琥珀核桃仁烧冬瓜

材料

冬瓜 200 克，核桃仁 100 克，白糖、冰糖、植物油各适量

做法

1. 将冬瓜洗净，削皮去瓤，切菱形块；核桃仁洗净备用。
2. 锅置火上，倒入植物油烧至三成热，放入水、白糖、冰糖烧沸，再放入冬瓜块，用大火烧约 10 分钟，然后用小火慢慢收稠糖汁。
3. 待冬瓜呈琥珀色时，撒入核桃仁，装入盘内即可。

小贴士

核桃仁中所含维生素 C 有降低胆固醇、稳定血压的作用，核桃还含有多不饱和与单不饱和脂肪酸，对脑细胞有一定的好处。

莴笋烩蚕豆

材料

莴笋 200 克，蚕豆 100 克，胡萝卜 50 克，枸杞子、盐各 3 克，鸡精 2 克，醋、淀粉、植物油各适量

做法

1. 莴笋去皮洗净，切菱形块；蚕豆、枸杞子洗净备用；胡萝卜洗净，切菱形块。
2. 锅下植物油烧热，放入蚕豆炒至五成熟时，再放入莴笋、胡萝卜、枸杞子一起炒，加盐、鸡精、醋调味。
3. 将熟时用淀粉勾芡，装盘即可。

小贴士

本品具有强心、利尿、降脂、健脾、祛湿等作用，非常适合高脂血症、高胆固醇血症患者食用。

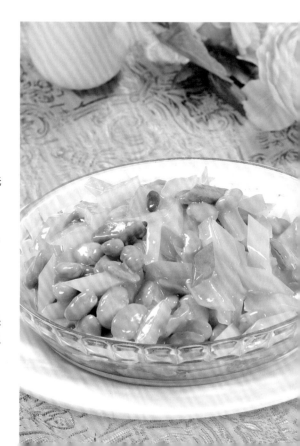

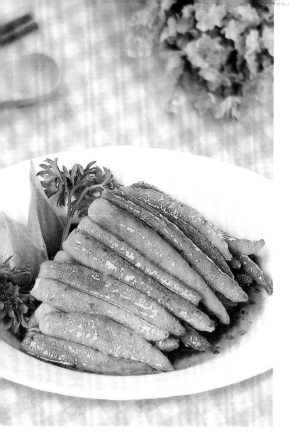

虎皮杭椒

材料

杭椒 500 克，酱油 10 毫升，醋 10 毫升，盐、白糖各 3 克，味精 2 克，植物油适量

做法

1. 杭椒洗净去蒂，沥干水待用。
2. 油锅烧热，放入杭椒翻炒至表面稍微发白和有焦煳点时，加入酱油和盐翻炒。
3. 炒至将熟时加入醋、白糖和味精炒匀，转小火焖 2 分钟，收干汁水即可。

小贴士

　　杭椒中富含硒，能有效清除沉积在血管壁上的脂肪，降低血脂和胆固醇，防治动脉硬化。杭椒所含的辣椒素，能够促进脂肪的新陈代谢，防止体内脂肪积存，有利于消脂、减肥。本品尤其适合食欲不振者、畏寒怕冷易感冒者以及高脂血症、肥胖症患者食用。

韭菜炒豆腐干

材料

韭菜 400 克，豆腐干 100 克，红辣椒 20 克，盐 3 克，鸡精 1 克，植物油适量

做法

1. 将韭菜洗净，切段；豆腐干洗净，切细条；红辣椒洗净，切段。
2. 锅加植物油烧至七成热，倒入韭菜翻炒，再加入豆腐干和红辣椒一起炒至熟。
3. 最后加入盐和鸡精调味，起锅装盘即可。

小贴士

　　韭菜除含有较多的膳食纤维，能增加肠胃蠕动外，还含有挥发油及含硫化合物，具有促进食欲、杀菌和降低血脂的作用。因此常食本菜对高脂血症、冠心病患者都大有好处。初春时节的韭菜品质最佳，晚秋的次之，夏季的最差，有"春食则香，夏食则臭"之说。

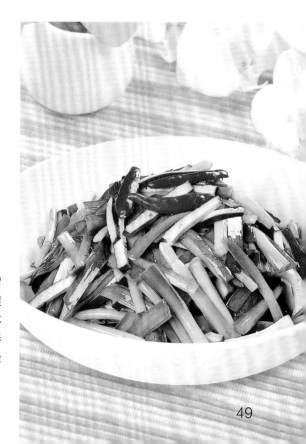

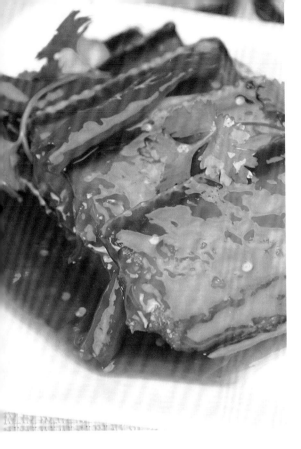

辣椒带鱼

材料

带鱼 500 克，高汤 200 毫升，盐 3 克，白糖 3 克，酱油、醋、料酒、生姜丝、干红辣椒段、花椒油、香菜段、蒜片各适量

做法

1. 将带鱼处理干净，切段，用盐和料酒略腌；锅加植物油烧热，下带鱼炸至两面金黄时捞出。
3. 锅留底油，下生姜丝、蒜片、干红辣椒段煸炒，放入带鱼，烹入料酒、白糖、醋、酱油，加高汤，入味后淋花椒油，加入香菜段。

小贴士

　　带鱼所谓的银鳞并不是鳞，而是一层由特殊脂肪形成的表皮，称为"银脂"，其中含有丰富的不饱和脂肪酸，不饱和脂肪酸具有降低胆固醇的功效。

豉香带鱼

材料

带鱼 400 克，豆豉 100 克，红辣椒丁、葱花、熟芝麻各适量，盐 4 克，料酒 15 毫升，淀粉 25 克，植物油适量

做法

1. 将带鱼处理干净，切段，加入淀粉裹匀，植物油烧热，放带鱼煎至两面微黄，装盘。
2. 锅留底油，下入豆豉炒香，加入红辣椒丁、葱花稍炒，加料酒、盐炒至入味，起锅倒在带鱼上，最后撒上熟芝麻即可。

小贴士

　　带鱼除具有降低胆固醇的功效外，还是老年人、儿童、女性的理想滋补食品，儿童多吃带鱼有助于提高智力；老年人多吃带鱼则可以延缓大脑萎缩，女性多吃带鱼，能使肌肤光滑润泽，富有弹性。

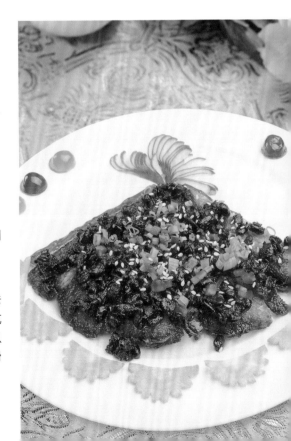

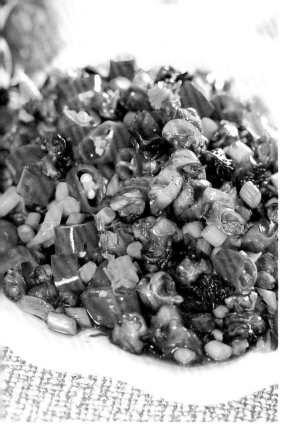

紫苏田螺肉

材料

田螺肉 250 克，红辣椒 100 克，蒜薹 150 克，紫苏、盐、料酒、红油、醋、植物油各适量

做法

1. 田螺肉洗净改刀，汆烫，捞出备用；红辣椒洗净，切圈；蒜薹洗净，切粒；紫苏洗净，切碎。
2. 热锅下植物油，入田螺肉翻炒片刻，放入蒜薹、红辣椒圈、紫苏同炒至熟，加盐、料酒、红油、醋，炒匀装盘即可。

小贴士

　　田螺含有丰富的蛋白质、维生素和人体必需的氨基酸和微量元素，是典型的高蛋白、低脂肪、高钙质的食物，田螺肉适合肥胖症、高脂血症、冠心病、动脉硬化、脂肪肝等患者食用。

花椒煸鳝段

材料

鳝鱼 50 克，蒜薹、干红椒、蒜蓉、花椒、盐、鸡精、料酒、红油、植物油各适量

做法

1. 鳝鱼处理干净，切段；蒜薹洗净，切段；干红椒洗净，切段。
2. 锅注植物油烧热，下入鳝鱼段煎至熟。
3. 锅底留少许植物油，倒入蒜蓉和干红椒爆香，倒入鳝鱼段和蒜薹同炒，加入花椒、盐、鸡精、料酒、红油调味，起锅装盘即可。

小贴士

　　鳝鱼中含有的脂肪量非常少，且其中含有丰富的鳝鱼素，可以降低血糖和调节血糖，所以鳝鱼很适合高脂血症和糖尿病患者食用。

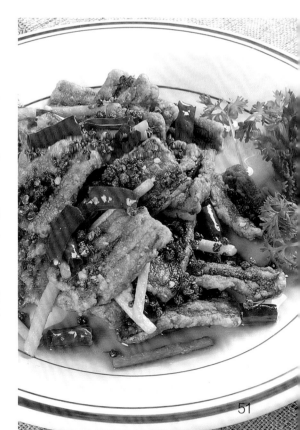

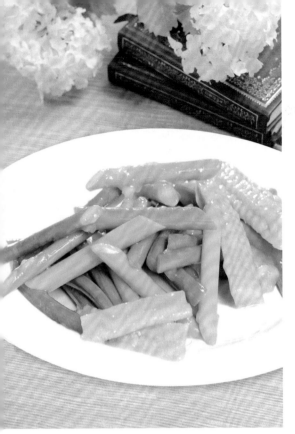

蒜薹炒玉米笋

材料
蒜薹200克，玉米笋200克，盐2克，味精1克，料酒、香油、植物油各适量

做法
1. 蒜薹洗净，切段；玉米笋洗净用开水焯熟。
2. 炒锅加植物油烧热，放入蒜薹翻炒，再加入玉米笋、料酒、盐、味精炒熟，淋上香油即可。

小贴士
　　本品有降低血脂和血压的作用。此外，蒜薹还有预防体内淤血以及杀菌的作用，可以在一定程度上预防流感、细菌性痢疾，防止伤口感染，辅助治疗感染性疾病和驱虫。蒜薹含有大量的粗纤维，可促进肠道的蠕动，从而预防便秘，故便秘、肥胖者均可常食。

红油芹菜香干

材料
芹菜200克，香干150克，红辣椒30克，红油15毫升，盐3克，植物油适量

做法
1. 将芹菜洗净，切段；香干洗净，切条；红椒洗净，切丝。
2. 炒锅加植物油烧热，放入芹菜快炒，再倒入香干和红辣椒一起翻炒。
3. 加入红油、盐调味，炒熟后即可装盘。

小贴士
　　本品具有利尿、降脂、健脾、降压等作用，非常适合高脂血症、高胆固醇血症患者食用。

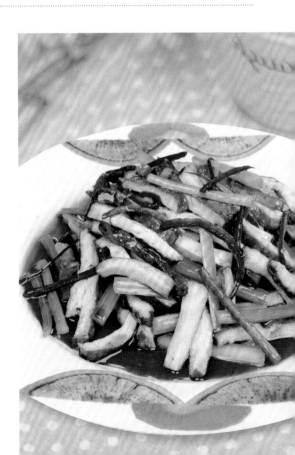

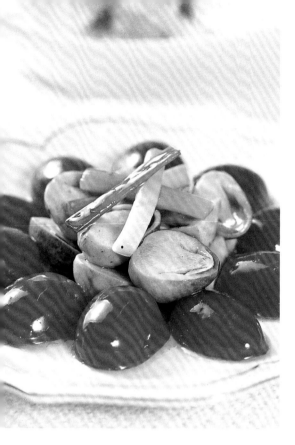

草菇圣女果

材料

草菇 100 克，圣女果 50 克，盐 3 克，淀粉 3 克，葱段 8 克，鸡汤 50 毫升，植物油适量

做法

1. 将草菇、圣女果洗净，切成两半，草菇用开水焯至变色后捞出。
2. 锅置火上，加植物油，待油烧至七八成热时，倒入葱段煸炒出香味，放入草菇、圣女果，加入鸡汤，待熟后放入少许盐，用淀粉勾芡，拌匀即可出锅。

小贴士

　　草菇和圣女果都具有降低血压、血脂的作用，草菇还可益气补虚、通利肠道，圣女果能降脂减肥。

奶白菜炒黑木耳

材料

奶白菜 250 克，黑木耳 40 克，盐 4 克，味精 2 克，红甜椒、植物油各适量

做法

1. 奶白菜洗净切段；黑木耳泡发，洗净切块；红甜椒切片。
2. 锅中注植物油烧热，下黑木耳翻炒，加入奶白菜和红甜椒，快速翻炒。
3. 最后加入盐和味精，炒匀即可。

小贴士

　　本品具有降低血压、血脂，清热泻火，保护血管等功效，适合高血压、高脂血症、冠心病等患者食用，常食还能预防便秘。越是优质的黑木耳吸水膨胀性越好，如果黑木耳的颜色呈灰黑或褐色，吸水膨胀性小，说明是劣质黑木耳。

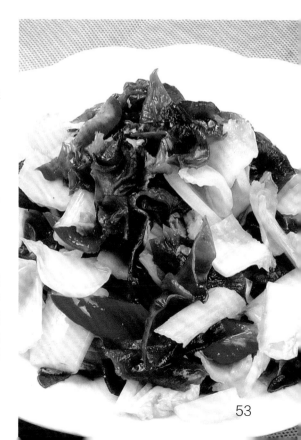

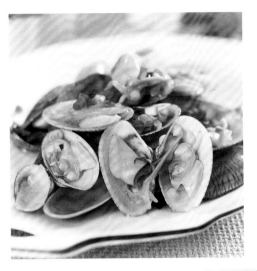

姜葱炒蛤蜊

材料

蛤蜊 400 克，生姜、葱花各 10 克，料酒 6 毫升，淀粉适量，味精 2 克，香油 8 毫升，盐 4克，蚝油 3 毫升，植物油适量

做法

1. 蛤蜊用清水养 1 个小时，待其吐尽沙，洗净，再将其汆水；生姜洗净切片。
2. 锅中注植物油烧热，爆香生姜，下蛤蜊爆炒，再下葱花，加盐、料酒、味精、香油、蚝油调味，用淀粉勾芡即可。

蒜炒马蹄

材料

马蹄 200 克，蒜 100 克，葱花、味精、植物油各适量，盐 3 克

做法

1. 将马蹄洗净，切片，放入开水中焯一下，沥干水分；蒜洗净，对半切开。
2. 锅置火上，加植物油烧热后，放入马蹄片急速煸炒。
3. 放入蒜，加盐、味精煸炒，撒上葱花即可。

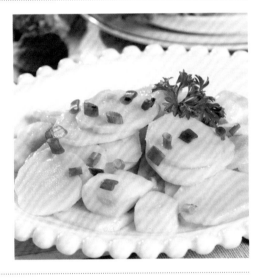

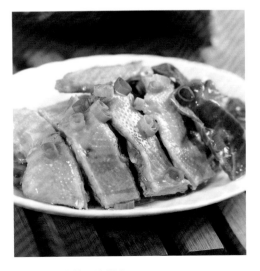

蒸乳鸽

材料

乳鸽 2 只，料酒、盐、味精、清汤、葱末、生姜末各适量

做法

1. 乳鸽处理干净，入开水汆烫，捞出，切大块。
2. 乳鸽放入盘内，加葱末、生姜末、料酒、盐、味精，上屉蒸至七成熟，取出，去骨头；将乳鸽放在汤碗内。
3. 将清汤倒入盛乳鸽的汤碗，加盖，上笼蒸至乳鸽熟烂，取出即可。

银鱼干炒南瓜

材料

银鱼干 150 克，南瓜 350 克，植物油、生姜末、蒜末、葱末、盐各适量

做法

1. 银鱼干洗净，用水泡发；南瓜去皮去子，洗净切块，入微波炉中，高火 5 分钟即可。
2. 热锅烧植物油，倒入发好的银鱼干，加入生姜末、蒜末，轻轻翻炒 2 分钟。
3. 最后加入微波好的南瓜块，大火翻炒 2 分钟，加盐、葱末调味出锅。

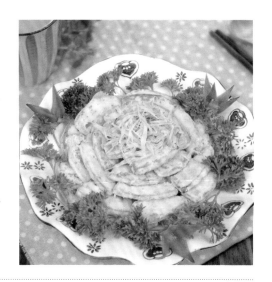

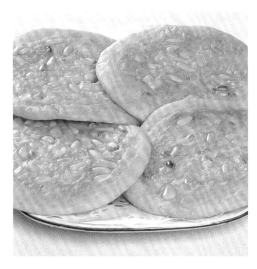

松子仁玉米饼

材料

玉米粉 100 克，松子仁 50 克，炼乳 30 毫升，鸡蛋清 20 克，淀粉 10 克，植物油适量

做法

1. 将玉米粉加水调好，搓成面团，静置待用。
2. 将揉好的面团加炼乳、鸡蛋清、淀粉混合搅匀；松子仁过油炸至微黄。
3. 锅中涂层植物油，均匀摊上玉米粉团，撒上松子仁，煎至两面微黄即可。

葵花子鱼

材料

草鱼 1 条，葵花子 10 克，淀粉 500 克，番茄酱 50 克，白糖 5 克，白醋 5 毫升，盐、植物油、香菜各适量

做法

1. 草鱼洗净，鱼头和鱼身斩断，鱼身背部开刀，取出鱼脊骨，将鱼肉改花刀，拍上淀粉。油锅烧热，将草鱼肉和鱼头放入锅中煎熟。
2. 番茄酱、白糖、白醋、盐调成番茄汁，和葵花子一同淋于草鱼上，放上香菜即可。

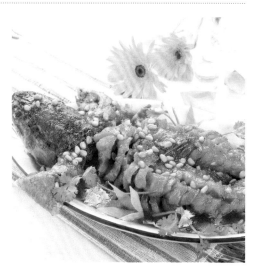

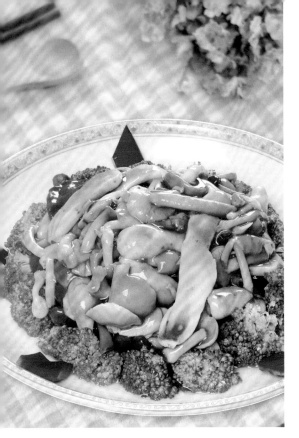

鲍汁鸡腿菇

材料
鸡腿菇、珍珠菇、香菇、西蓝花各 100 克，盐 3 克，蚝油 10 毫升，淀粉 20 克，香油 10 毫升，鲍汁、植物油各适量

做法
1. 鸡腿菇、珍珠菇、香菇洗净，切小块；西蓝花洗净。
2. 鸡腿菇、珍珠菇、香菇、西蓝花分别烫熟，捞出沥干水分，三菇摆盘待用。
3. 另起锅，植物油烧热，入鲍汁、盐、蚝油、香油烧开，用淀粉勾芡浇在三菇上，摆上焯烫过的西蓝花。

小贴士
　　鸡腿菇、珍珠菇、香菇都有降低血脂和血压，保护血管的作用，西蓝花能促进脂肪代谢，有效降低血脂。

芹菜兔肉

材料
兔肉 600 克，芹菜 150 克，生姜末、葱花、八角、桂皮、料酒、香油各适量，甜椒 50 克，盐 3 克

做法
1. 兔肉清理干净，入高压锅，上火烧至软烂，取兔肉撕成丝，入盘。
2. 芹菜、甜椒洗净切丝，入开水中焯至断生，入盘。
3. 将盐、葱花、八角、生姜末、桂皮、料酒、香油入锅煮成汁，装盘拌匀即可。

小贴士
　　兔肉富含蛋白质，其蛋白质的含量高于其他肉类食品。兔肉还是一种低脂肪、低胆固醇的肉类，其脂肪和胆固醇含量均低于其他肉类，非常适合高脂血症、肥胖症、糖尿病患者食用。

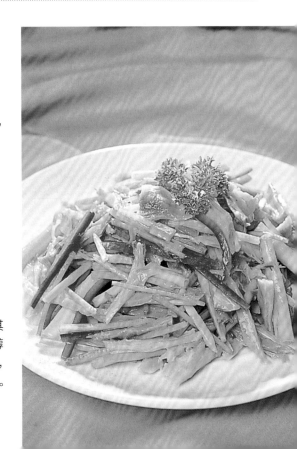

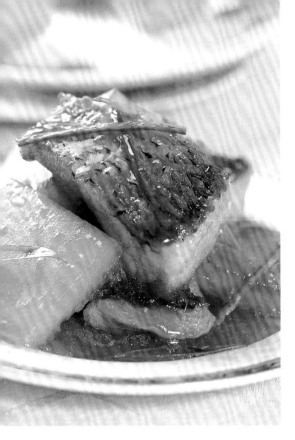

草鱼煨冬瓜

材料

冬瓜 500 克，草鱼 250 克，生姜片 10 克，葱丝 2 克，绍酒 10 毫升，盐 3 克，醋 5 毫升，红甜椒丝少许，植物油适量

做法

1. 将草鱼去鳞、鳃和内脏，洗净切块；冬瓜洗净，去皮切块。
2. 炒锅内加植物油烧沸，将草鱼放入锅内煎至金黄色，加入冬瓜、生姜片、葱丝、红甜椒丝、绍酒、醋、水。
3. 煮沸后转小火炖至草鱼熟烂，加盐调味即成。

小贴士

　　冬瓜具有利尿、减肥、降脂的功效，而且其所含的热量极低，尤其适合高脂血症、糖尿病、肥胖症等患者；草鱼含有丰富的不饱和脂肪酸，可降低血中胆固醇，软化血管。

蒜蓉菜心

材料

菜心 400 克，蒜蓉 30 克，香油 5 毫升，盐、鸡精、植物油各适量

做法

1. 将菜心洗净，入开水锅中加少许盐焯水至熟。
2. 炒锅注植物油烧热，放入蒜蓉炒香。
3. 加入鸡精、香油、盐，起锅倒在菜心上即可。

小贴士

　　本品营养丰富，并且还有降低血脂、血压，防止血栓形成，减少脑血管栓塞的作用，能够有效地防治冠心病及动脉硬化。蒜自古就被当作天然杀菌剂，有"天然抗生素"之称，是人体循环及神经系统的天然强健剂。

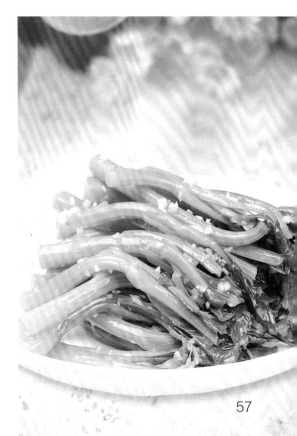

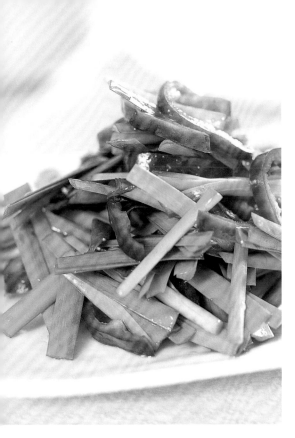

茶油拌韭菜

材料

韭菜 250 克，红辣椒 1 个，酱油 2 毫升，白糖 5 克，茶油 5 毫升

做法

1. 韭菜洗净，去头尾，切成长段；红辣椒去蒂和籽，洗净，切丝，备用。
2. 酱油、白糖、茶油放入碗中调匀成酱汁备用。
3. 锅中倒入适量水煮开，将韭菜放入烫 1 分钟，用凉开水冲凉后沥干，盛入盘中，撒上红辣椒及酱汁拌匀即可。

小贴士

　　韭菜含有丰富的膳食纤维，比葱和芹菜中的含量都高，可以促进肠道蠕动、预防大肠癌的发生，同时又能减少人体对胆固醇的吸收，起到预防和治疗高脂血症、动脉硬化、冠心病等疾病的作用。

姜丝红薯

材料

红薯 500 克，酱油 5 毫升，淀粉 10 克，盐 3 克，味精 1 克，生姜丝、植物油各适量

做法

1. 红薯去皮，洗净切小块。
2. 锅中注入植物油烧热，将红薯块投入油锅，煎至呈金黄色且外皮脆时捞出沥油。
3. 锅留底油，先放生姜丝炝锅，再将红薯块倒进锅内，加适量清水，调入酱油、盐、味精，焖至红薯入味，淀粉勾芡即可。

小贴士

　　红薯富含膳食纤维，具有抑制糖分转化脂肪的特殊功能，红薯对人体器官黏膜有特殊的保护作用，可抑制胆固醇的沉积、保持血管弹性，适合高脂血症患者日常保健之用。

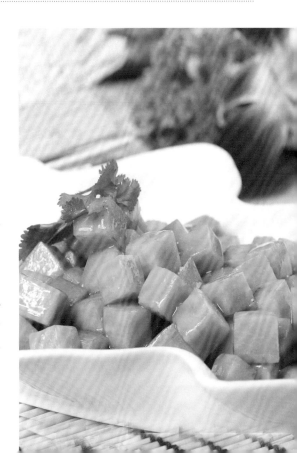

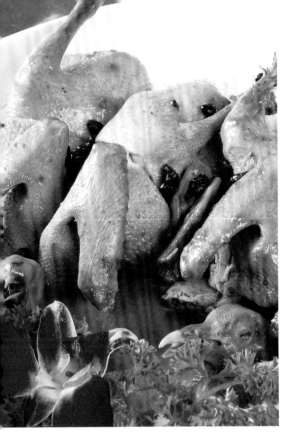

卤鹌鹑

材料

鹌鹑 300 克，料酒 10 毫升，生姜汁 15 毫升，卤汁 10 毫升，盐 3 克，香油 5 毫升

做法

1. 将鹌鹑处理干净；将生姜汁、卤汁、盐倒入碗中，搅拌均匀，做成酱汁。
2. 将酱汁倒在鹌鹑上，再倒入料酒，搅匀，腌渍 25 分钟左右。
3. 汤锅加水，大火煮沸放入鹌鹑，中火煮半个小时，熟后捞出鹌鹑，淋上香油即可。

小贴士

　　鹌鹑的蛋白质含量很高，脂肪和胆固醇含量相对较低，鹌鹑适宜营养不良、体虚乏力、高血压、肥胖症、高脂血症、动脉硬化症等患者食用。

芹菜牛肉

材料

芹菜 150 克，牛肉 250 克，植物油 10 毫升，淀粉 10 克，盐 3 克

做法

1. 牛肉在开水中焯一下，冷却后切片。芹菜择好，洗净，切成小段备用。
2. 在淀粉中加入适量的清水，搅拌均匀后倒入牛肉中。
3. 锅加植物油烧热，放入牛肉，待牛肉快炒熟后加入芹菜，炒好后加入盐即可。

小贴士

　　牛肉口味鲜美，且牛肉蛋白质含量高，而脂肪含量低，还含有人体所必需的氨基酸和矿物质，营养价值非常高，适合高脂血症患者日常保健之用。

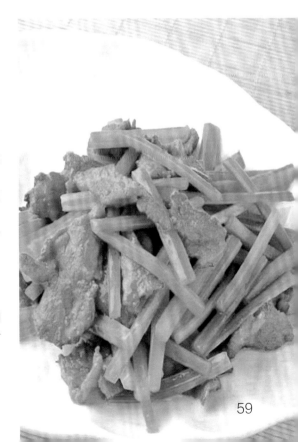

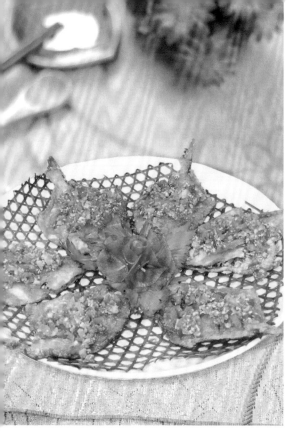

烤平鱼

材料

平鱼6条，盐3克，料酒5毫升，青辣椒丁、红辣椒丁各8克，芝麻、蒜蓉、生姜片、葱花、植物油各适量

做法

1. 平鱼清理干净，用盐和料酒腌渍。
2. 把生姜片和葱花置于鱼腹内，青辣椒丁、红辣椒丁、芝麻和蒜蓉和在一起均匀涂在平鱼身上，用竹篱托着放入盘中，淋上少许植物油。
3. 把盘子放入烤箱，烤20分钟后，取出即成。

小贴士

平鱼富含的不饱和脂肪酸以及硒和镁等微量元素，有降低胆固醇的功效，适合高胆固醇血症、高脂血症以及冠心病等患者食用。常食本菜还能延缓机体衰老，预防癌症的发生。

芦笋黑木耳炒螺片

材料

芦笋、黑木耳各200克，田螺肉250克，胡萝卜100克，料酒5毫升，盐、味精各2克，高汤、植物油各适量

做法

1. 田螺肉洗净，切成薄片；芦笋洗净，斜切成小段，入开水焯烫；黑木耳洗净，撕成小片；胡萝卜洗净，切成菱形片状。
2. 锅倒植物油烧热，放入田螺片滑炒，然后加入芦笋、黑木耳、胡萝卜煸炒，再烹入高汤继续翻炒至熟。
3. 加入盐、味精、料酒调味即可。

小贴士

本品具有清热解毒、利尿通淋、滋阴润燥、美容养颜等功效，适合阴虚燥咳、尿路感染等症以及高脂血症、高血压等患者食用。

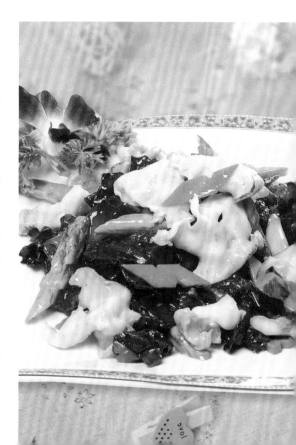

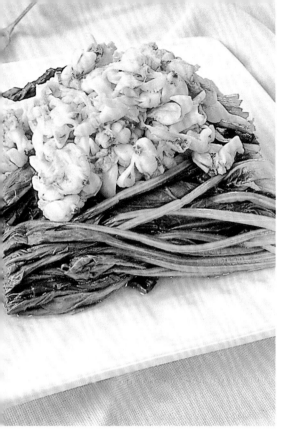

蛤蜊拌菠菜

材料

菠菜 400 克，蛤蜊 200 克，料酒 15 毫升，盐 3 克，植物油适量

做法

1. 将菠菜洗净，切成长度相等的段，焯水，沥干装盘待用。
2. 蛤蜊清理干净，加部分盐和料酒腌渍，入油锅中翻炒至熟。
3. 加盐调味，起锅倒在菠菜上即可。

小贴士

　　菠菜富含膳食纤维和钾元素，可有效降低胆固醇和血压，蛤蜊富含蛋白质，而脂肪含量较少，具有滋阴润燥、消脂减肥的功效，适合血脂偏高或高胆固醇血症的患者食用。蛤蜊等贝类本身极富鲜味，烹制时千万不要再加味精，也不宜多放盐，以免鲜味反失。

茶油拌苦瓜圈

材料

苦瓜 400 克，圣女果 1 个，盐 3 克，植物油适量

做法

1. 苦瓜洗净，切片，圣女果洗净备用。
2. 锅入水烧开，放入苦瓜汆熟后，捞出沥干，加盐、植物油拌匀后，摆于盘中。
3. 最后将圣女果放在上面点缀即可。

小贴士

　　苦瓜中维生素 C 的含量在瓜类蔬菜中首屈一指，可减少低密度脂蛋白及甘油三酯含量，增加高密度脂蛋白含量，对高脂血症患者有很好的食疗作用。圣女果富含维生素 C，具有润滑血管的作用，常食可预防动脉硬化等症。

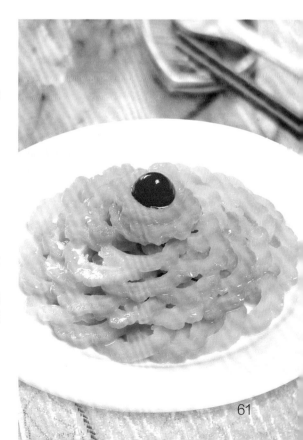

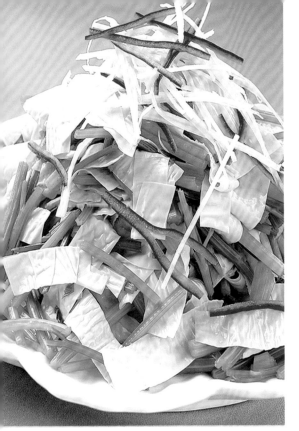

芹菜拌豆筋

材料

芹菜 250 克，豆筋 100 克，红甜椒 1 个，植物油 5 毫升，盐 3 克，味精 2 克

做法

1. 芹菜洗净去根切成丝，豆筋用温水浸泡后切成小片。
2. 锅中加水烧开，然后将豆筋和芹菜分别放入锅中焯一下，捞出备用。
3. 将红甜椒洗净切丝，和芹菜、豆筋拌在一起，放入盐、味精、植物油拌匀即可。

小贴士

　　豆筋由大豆制成，是高蛋白、低脂肪的纯天然制品，芹菜又具有降血压、降血脂的作用，二者搭配适合高脂血症患者的辅助治疗之用。

菠菜饼

材料

鲜菠菜 200 克，面粉 80 克，盐 3 克，植物油适量

做法

1. 鲜菠菜洗净，切碎。
2. 将面粉与鲜菠菜碎、盐、水一起揉成面团，压成蔬菜面饼。
3. 油锅烧热，将菠菜面饼两面煎熟。
4. 根据自己的口味调料，吃时蘸酱即可。

小贴士

　　菠菜中含有丰富的胡萝卜素、维生素 C、钙、磷等营养物质，其所含铁质，对缺铁性贫血有较好的辅助治疗作用，适宜贫血型的高脂血症患者食用。

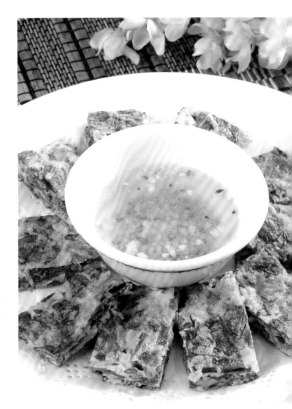

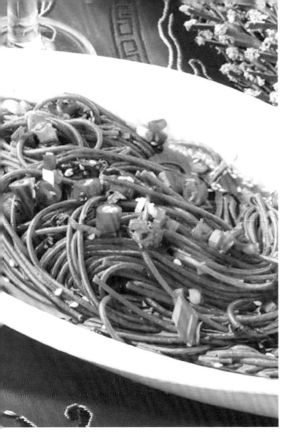

凉拌荞麦面条

材料

荞麦面条 200 克，芝麻 5 克，蒜末 15 克，醋 5 毫升，盐 1.5 克，红油 5 毫升，甜椒 1 个，葱花适量

做法

1. 荞麦面条在锅中煮熟，捞出，用凉水过滤；将芝麻炒熟备用；甜椒切成小块。
2. 将蒜末、醋、盐、红油拌在一起做调味汁；放入炒熟的芝麻和甜椒，将调味汁淋在面条上，撒上葱花即可。

小贴士

荞麦含有的烟酸成分能促进机体的新陈代谢，增强解毒能力，还具有扩张血管和降低血液胆固醇含量的作用，很适合高脂血症患者日常保健食用。

茶树菇蒸草鱼

材料

草鱼 300 克，茶树菇、红甜椒各 30 克，盐 4 克，黑胡椒粉 1 克，香油 5 毫升，高汤 50 毫升

做法

1. 草鱼处理干净后两面均抹上盐、黑胡椒粉，腌渍 5 分钟，置入盘中备用。
2. 茶树菇洗净切段，红甜椒洗净切细条，均铺在草鱼上面。
3. 将高汤淋在草鱼上，放入蒸锅中，以大火蒸 20 分钟，取出淋上香油即可。

小贴士

茶树菇是集高蛋白、低脂肪、低糖分于一身的菌菇类，草鱼中含有丰富的不饱和脂肪酸，二者均适合高脂血症患者食用，搭配起来有很好的食疗效果。

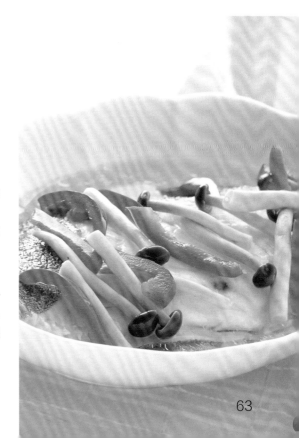

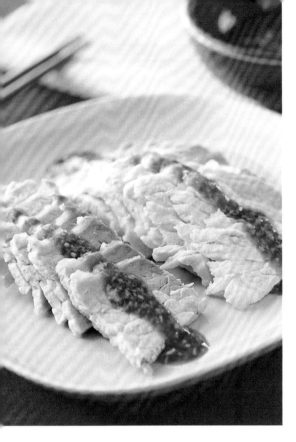

姜泥猪瘦肉

材料

猪瘦肉 80 克，生姜 10 克，醋 5 毫升，酱油 5 毫升

做法

1. 猪瘦肉洗净，放入滚水煮沸，转小火煮 15 分钟，再浸泡 15 分钟，取出，用冰水冲凉备用。
2. 生姜去皮、磨成泥状，加入酱油、醋拌匀，即成酱汁。
3. 猪瘦肉切片摆盘，淋上酱汁即可。

小贴士

　　本品能促进血液循环，降低血压、血脂以及预防心脑血管疾病的发生。选购新鲜猪瘦肉时宜选择有光泽、红色均匀，用手指压肌肉后凹陷部分能立即恢复的猪瘦肉。

清蒸花蟹

材料

花蟹 150 克，香菜 3 克，盐 3 克，酱油 5 毫升，白糖、蒜各 10 克，胡萝卜花 1 朵

做法

1. 花蟹清理干净，斩块，用盐、酱油、白糖腌渍 20 分钟；蒜洗净，切片。
2. 将花蟹上笼，撒上蒜片，用大火蒸 15 ~ 20 分钟，至蟹壳呈鲜红色，蟹肉熟时取出。
3. 将熟花蟹摆入盘中，放上香菜和胡萝卜花即可。

小贴士

　　螃蟹含有丰富的蛋白质、微量元素等营养物质，对身体有很好的滋补作用，可清热解毒、补骨填髓、养筋活血，但是注意高脂血症患者不宜过多食用。

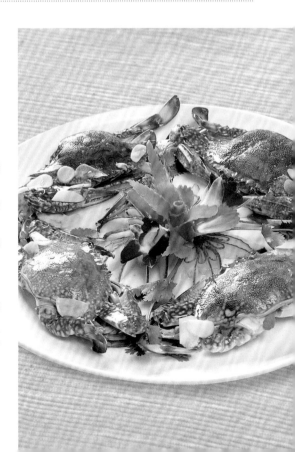

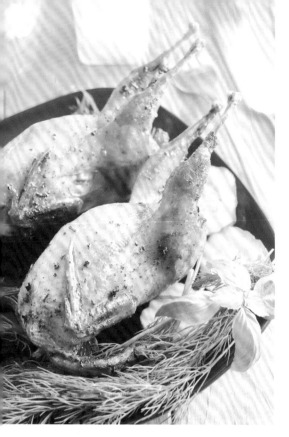

美味烤鹌鹑

材料

鹌鹑 2 只，砂仁、莲子各 50 克，料酒 5 毫升，植物油 10 毫升，盐 3 克

做法

1. 鹌鹑宰杀后去掉内脏，锅中加水，水温后放入鹌鹑洗净备用。
2. 莲子和砂仁用清水冲洗干净，然后填充到鹌鹑肚子里面。
3. 鹌鹑加料酒、盐腌 1 个小时左右，取出后在鹌鹑表皮刷上均匀的植物油。
4. 鹌鹑放入烤箱内烤熟即可。

小贴士

　　本品具有降血压、降血脂、降血糖的功效。鹌鹑肉是典型的高蛋白、低脂肪、低胆固醇食物，特别适合中老年人以及高血压、高脂血症、糖尿病患者食用。

黑米莲子饭

材料

黑米 100 克，莲子 20 克，蚕豆 50 克，胡萝卜 50 克，火腿丁 10 克

做法

1. 把黑米、莲子提前浸泡，沥水。
2. 把蚕豆洗净，沥干水分，备用；胡萝卜洗净，切成丁。
3. 黑米、莲子、蚕豆、胡萝卜放在一起煮饭，根据自己的口味添加适量的火腿丁。

小贴士

　　本品具有补脾益肾、降压、降脂的功效。黑米本身就具有抗菌、降低血压、抑制癌细胞生长的功效，常食黑米对人体极为有益。

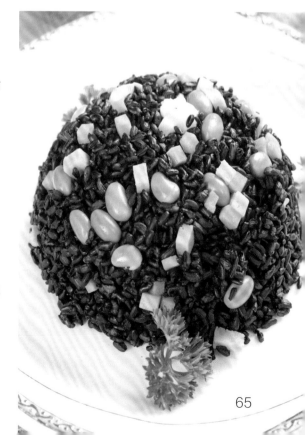

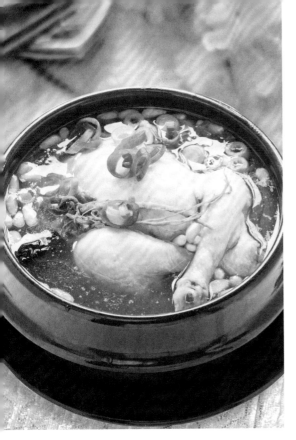

丹参炖鸡

材料

鸡肉 400 克，黄豆 20 克，丹参 10 克，葱花、盐各 3 克

做法

1. 将丹参用清水冲洗一下，沥干备用；黄豆淘洗后，用清水浸泡 2 个小时。
2. 锅中加入少许清水置于火上，将丹参倒入，煎煮半个小时，取汁备用。
3. 鸡肉处理干净后，放入开水中氽烫一下后，汤锅中加入适量的水和丹参汁，将鸡肉倒入，沸后去浮沫；再倒入黄豆、盐和葱花，煮熟即可。

小贴士

　　本品具有补虚养血、降压、降脂的功效。黄豆中的植物固醇有降低血液胆固醇的作用，它在肠道内可与胆固醇竞争，减少胆固醇吸收。

水果沙拉

材料

橙子 1 个，葡萄、草莓、猕猴桃、石榴各 20 克，蜂蜜适量

做法

1. 橙子用清水冲洗干净后，取出果肉，切成小块，橙皮留用。
2. 葡萄洗净后沥干水分。
3. 将草莓洗净，去蒂后对半切开。
4. 猕猴桃洗净，去皮，切块；石榴洗净取籽。
5. 将准备好的所有水果放入橙皮碗中，摆盘装饰，淋入适量的蜂蜜，摆盘装饰即可。

小贴士

　　本品具有养颜、开胃、降压、降脂的功效。葡萄能够降低人体血液的胆固醇水平，石榴则能益气补血，软化血管。

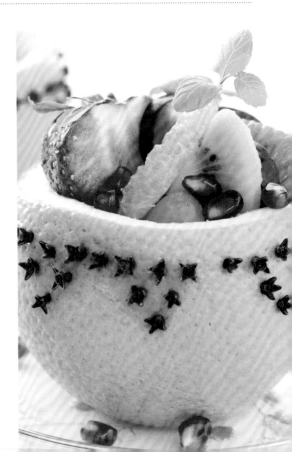

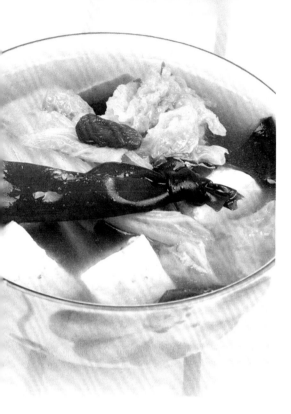

海带豆腐汤

材料

白菜 100 克，海带结、豆腐各 60 克，盐、枸杞子各少许

做法

1. 将白菜洗净撕成小块；海带结洗净；豆腐洗净切块。
2. 炒锅上火，加入适量水，下入白菜、豆腐、海带结，调入盐，煲熟后撒上枸杞子即可。

小贴士

　　白菜有清热除烦、通利肠胃的功效，其所含的果胶还可以帮助人体排出多余的胆固醇。豆腐中所含的豆固醇能抑制胆固醇的摄入，对降低血压和血脂有很大的帮助。

牛肉菠萝盅

材料

菠萝 1 个，牛肉 100 克，竹笋 15 克，山楂、红甜椒各 8 克，甘草 3 克，生姜末 2 克，番茄酱 3 克，植物油适量

做法

1. 菠萝对半切开，果肉挖出后一半当盅；竹笋和红甜椒洗净切丁，山楂和甘草加清水，大火煮沸后滤出汁液。
2. 菠萝肉榨汁，加入番茄酱和山楂、甘草汁，煮成酱汁；牛肉洗净切片汆烫，用热植物油煎熟，淋上酱汁。
3. 将生姜末、竹笋和红甜椒放入锅中爆香，倒入牛肉，出锅至菠萝盅。

小贴士

　　菠萝可以辅助治疗高脂血症、支气管炎等疾病，并对预防血管硬化有一定的食疗作用。

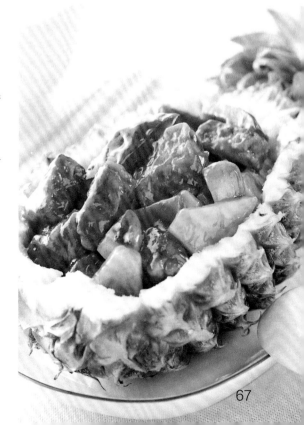

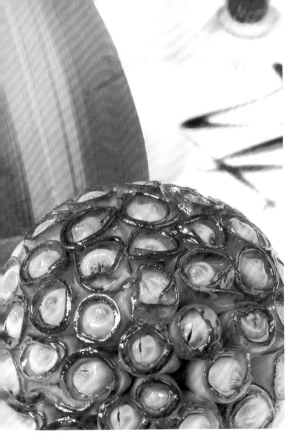

莲子扣肉

材料

猪肉500克，莲子30颗，梅菜150克，葱丝、大料、生姜片、料酒、蚝油汁、淀粉各适量

做法

1. 莲子浸泡3个半小时，泡好挑出莲心。
2. 梅菜浸泡1个小时，沥干水分，切成碎末。
3. 猪肉洗净加大料和生姜片、料酒慢火煮40分钟，切成薄片。
4. 每片猪肉包裹2颗莲子，用葱丝捆绑定型，铺上梅菜，蒸30分钟，反扣在盘内，淀粉勾芡、撒上葱花、浇上蚝油汁即可。

小贴士

　　本品可以宁心安神，能辅助治疗高脂血症、高血压等症。莲子含有多种维生素和微量元素，可扩张血管，适合高血压、高脂血症患者食用。

清炒山药

材料

山药500克，胡萝卜20克，蒜5克，盐3克，鸡精2克，植物油适量

做法

1. 山药去皮洗净，然后切成滚刀块备用。将胡萝卜洗净切片，山药块放入开水中焯水，捞出沥水。蒜去皮之后，切成丁备用。
2. 取出炒锅置于火上，倒入适量的植物油，油热后爆香蒜丁。
3. 将山药块和胡萝卜片倒入锅中，翻炒片刻，将熟时调入盐和鸡精即可。

小贴士

　　本品适合高血压、高脂血症患者常食，具有很好的辅助治疗效果。山药含有丰富的膳食纤维，可以降低胆固醇，它所含有的多巴胺，具有扩张血管、改善血液循环的作用。

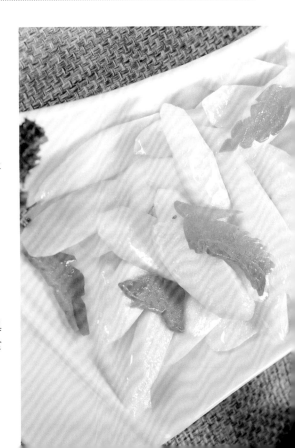

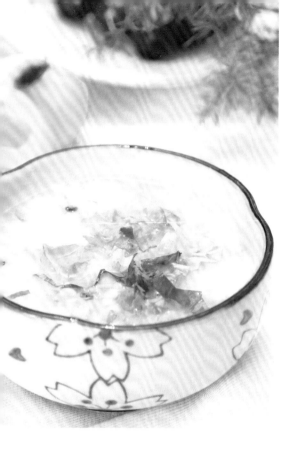

白菜薏米粥

材料

大米、薏米各 50 克，芹菜、白菜各适量，盐少许

做法

1. 大米、薏米均泡发洗净；芹菜、白菜均洗净，切碎。
2. 锅置火上，倒入清水，放入大米、薏米煮至米粒开花。
3. 加入芹菜、白菜煮至粥浓稠时，调入盐拌匀即可。

小贴士

　　白菜可以调理肠胃、清热解毒，适宜高脂血症患者经常食用。白菜不适合用水煮，炒时锅要烧热，油温要高，迅速翻炒，这样可以减少白菜营养成分的流失。

炒藕片

材料

莲藕 300 克，青辣椒、红辣椒各 30 克，盐 3 克，植物油 5 毫升，醋适量

做法

1. 莲藕去皮洗净，切片；青辣椒、红辣椒均去蒂洗净，切圈。
2. 锅下植物油烧热，放入莲藕炒片刻。
3. 放入青辣椒、红辣椒，加盐、醋调味，炒至断生，装盘即可。

小贴士

　　莲藕富含淀粉、蛋白质、B 族维生素、维生素 C、碳水化合物及钙、磷、铁等多种矿物质，可以补虚、强筋、排毒，适宜体虚型的高脂血症患者食用。

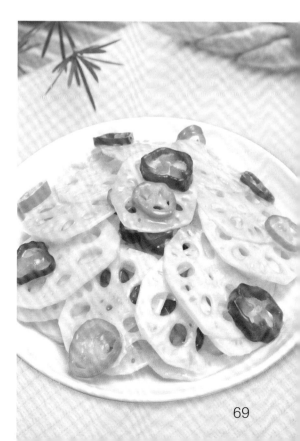

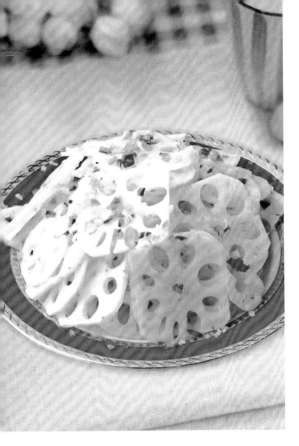

姜汁藕片

材料

莲藕 200 克，盐 3 克，醋 5 毫升，生姜、蒜、香油、红椒末各少许

做法

1. 莲藕洗净，去皮，切成薄片。
2. 香油、盐、醋放在锅内，调成料汁待用。
3. 莲藕片在开水中氽过后添加适量的盐，放在蒸笼中蒸熟。
4. 在莲藕片中倒入调好的料汁和红椒末即可。

小贴士

　　本品具有利尿解毒、降低血脂的功效。莲藕中富含维生素 C 和粗纤维，既能帮助消化、防止便秘，又能供给人体需要的碳水化合物和微量元素，预防动脉硬化，改善血液循环。莲藕片在入锅蒸前要放盐，方便入味。

凉拌黑豆

材料

黑豆 100 克，胡萝卜 1 根，黄瓜 1 根，盐 3 克，香油 3 毫升，醋 5 毫升

做法

1. 在碗中倒入适量的温水，倒入黑豆，浸泡 3 个小时，捞出备用。
2. 将锅置于火上，加入适量的水，大火煮开，加黑豆，将黑豆煮熟后捞出沥水。
3. 将胡萝卜和黄瓜洗净，胡萝卜切成小丁，焯水备用，黄瓜切成薄片。
4. 取出盘子，将黄瓜片摆在盘底，然后倒上黑豆和胡萝卜丁，加盐、醋和香油调味即可。

小贴士

　　本品具有明显的降压、降脂作用。黑豆皮为黑色，含有花青素，花青素是很好的抗氧化剂来源，能清除体内自由基。

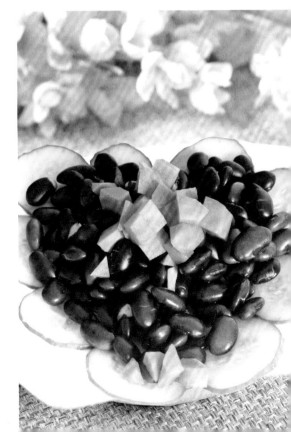

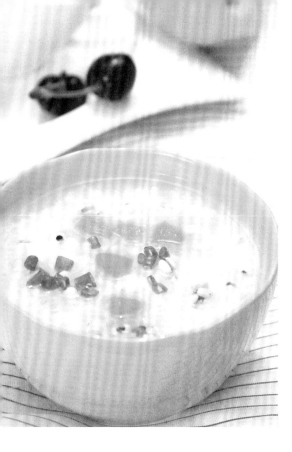

南瓜薏米羹

材料

南瓜 40 克，大米 80 克，薏米 20 克，盐、葱花各适量

做法

1. 大米、薏米均泡发，洗净；南瓜去皮，洗净，切丁。
2. 锅置火上，倒入清水，放入大米、薏米，以大火煮开。
3. 加入南瓜煮至浓稠状，调入盐拌匀，撒上葱花即可。

小贴士

　　本品具有降血糖、降血脂的功效。南瓜中的钴含量丰富，能促进造血功能，会参与维生素 B_{12} 的合成，是人体胰岛细胞所必需的微量元素，对防治糖尿病具有很好的疗效。

凉拌苦瓜

材料

苦瓜 300 克，圣女果 1 个，盐 2 克，味精 1 克，醋 5 毫升，生抽 8 毫升

做法

1. 苦瓜洗净，剖开，去瓤、去籽，切片；圣女果洗净备用。
2. 锅内注水烧沸，放入苦瓜片焯熟后，捞起沥干并装入盘中。
3. 加入盐、味精、醋、生抽拌匀，放上圣女果点缀即可。

小贴士

　　本品具有清热泻火、降压降脂的功效，适合高血压、糖尿病、高脂血症患者食用。苦瓜的瓤要注意清理干净，否则会影响口感，如果嫌苦瓜味道过苦，可以先用盐水将其浸泡片刻，可以缓解苦瓜的苦味。

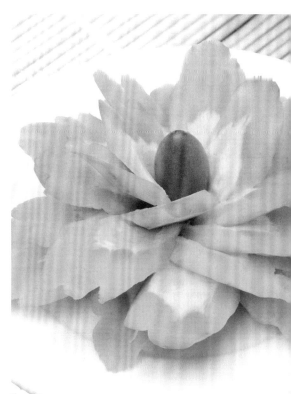

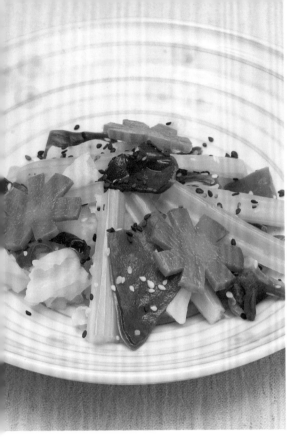

双耳炒芹菜

材料

黑木耳、干银耳各 25 克，芹菜茎 50 克，胡萝卜 50 克，黑芝麻、白芝麻各 10 克，盐、白糖、香油各适量

做法

1. 黑木耳、干银耳以温水泡开、洗净；芹菜茎洗净切段；胡萝卜洗净切花片，上述材料均以开水氽烫捞起备用。
2. 将黑芝麻、白芝麻以香油爆香，拌入黑木耳、银耳、芹菜茎段、胡萝卜、黑芝麻、白芝麻，并熄火起锅，最后加入盐、白糖腌渍 30 分钟即可。

小贴士

本品清肝泻火、平肝潜阳、降压降脂，适合高血压、高脂血症等患者食用。芹菜中所含的微量元素对降压、降脂具有很好的效果。

红腰豆煲鹌鹑

材料

南瓜 200 克，鹌鹑 1 只，红腰豆 50 克，盐 4 克，味精 2 克，生姜片 5 克，高汤、植物油各适量，香油 3 毫升

做法

1. 将南瓜去皮、籽，洗净切滚刀块，鹌鹑洗净剁块焯水备用，红腰豆洗净。
2. 炒锅上火倒入植物油，将生姜片炝香，下入高汤，调入盐、味精，加入鹌鹑、南瓜、红腰豆煲至熟，淋入香油即可。

小贴士

本品具有养血补血、降低血脂、降低血糖的功效，鹌鹑肉性平、味甘，入大肠、心、肝、脾、肺、肾经，主治水肿、肥胖型高血压、糖尿病、贫血、肝肿大、肝硬化、腹水等多种疾病。

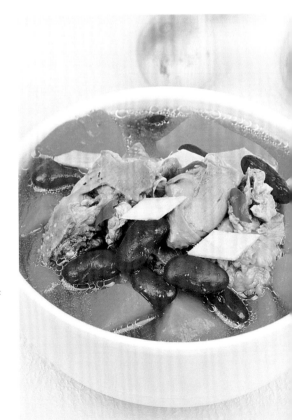

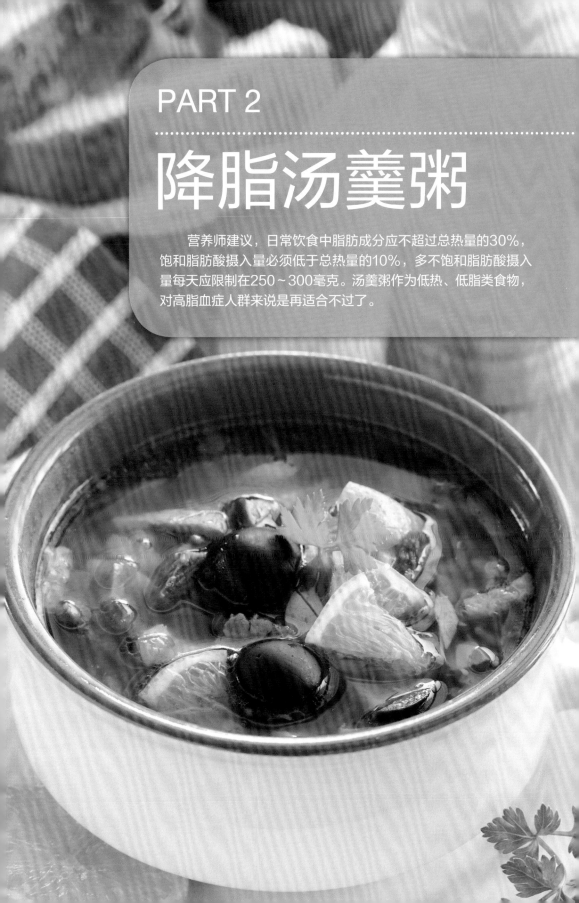

PART 2

降脂汤羹粥

营养师建议，日常饮食中脂肪成分应不超过总热量的30%，饱和脂肪酸摄入量必须低于总热量的10%，多不饱和脂肪酸摄入量每天应限制在250～300毫克。汤羹粥作为低热、低脂类食物，对高脂血症人群来说是再适合不过了。

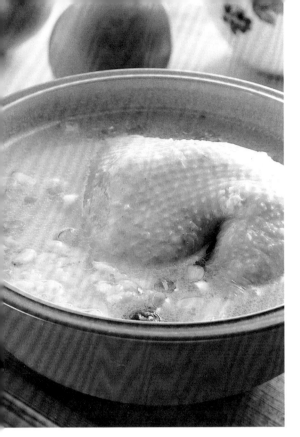

山药糙米鸡汤

材料

鸡半只，山药丁10克，松子仁10克，红枣5颗，糙米半碗，葱花3克，盐适量

做法

1. 鸡处理干净，余烫去血水，切块备用；山药丁、松子仁、红枣、糙米洗净。
2. 烧开一小锅水，再放入鸡块、山药、红枣、糙米，大火煮5分钟后以小火慢炖约30分钟，再撒入松子仁、葱花，调入盐即可。

小贴士

山药可阻止血脂在血管壁的沉淀，另外还有降低血糖的作用，适合高脂血症和糖尿病患者食用，其所含的淀粉酶还有促进消化的功效。

莲藕菱角排骨汤

材料

莲藕、菱角各100克，胡萝卜80克，猪排骨200克，盐4克，白醋10毫升

做法

1. 猪排骨洗净斩件，余水，捞出洗净。
2. 莲藕削去皮，洗净切块；胡萝卜洗净、切块；菱角入开水中烫熟，捞起，剥净外面皮膜。
3. 将猪排骨、莲藕、胡萝卜、菱角放入锅内，加水盖过原材料，加入醋，以大火煮开，转小火炖40分钟，加盐调味即可。

小贴士

菱角含有丰富的蛋白质、不饱和脂肪酸及多种维生素和微量元素，搭配莲藕和排骨熬汤，非常适合高脂血症患者日常保健之用。

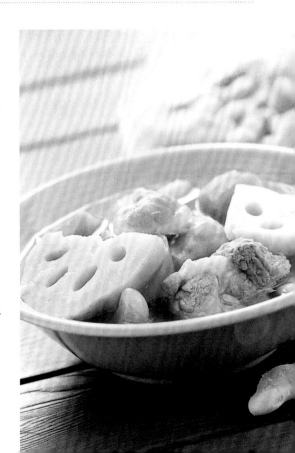

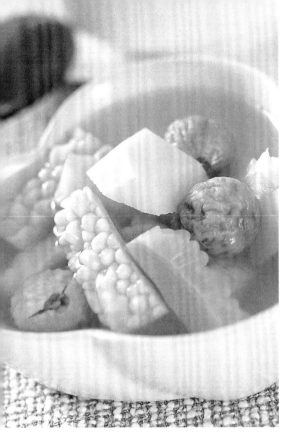

土豆苦瓜汤

材料

土豆 150 克，苦瓜 100 克，无花果 100 克，盐 3 克，味精 2 克

做法

1. 将土豆、苦瓜、无花果洗净；苦瓜去籽，切条块状；土豆去皮，切块。
2. 锅中适量水煮沸，将无花果、苦瓜、土豆一同放入锅内，用中火煮 45 分钟。
3. 待熟后，调入盐、味精即可食用。

小贴士

　　土豆中含有多种维生素、氨基酸和微量元素，它只含 0.1% 的脂肪，是所有充饥食物中脂肪含量最低的。可以有效降低人体对脂肪的吸收率，非常适合高脂血症患者食用。

芥菜魔芋汤

材料

芥菜 300 克，魔芋 200 克，生姜丝 3 克、盐 2 克

做法

1. 芥菜去叶，择洗干净，切成大片；魔芋洗净，切片。
2. 锅中加入适量清水，加入芥菜、魔芋及生姜丝，用大火煮沸。
3. 转中火煮至芥菜熟软，加盐调味即可。

小贴士

　　魔芋中富含膳食纤维，在肠胃吸收水分膨胀，增强饱腹感，可溶性纤维形成了胶态，延缓了人体对葡萄糖和脂肪的吸收。逐渐使血糖和血脂水平下降。从而可以有效预防高血糖、高脂血症类疾病的发生。

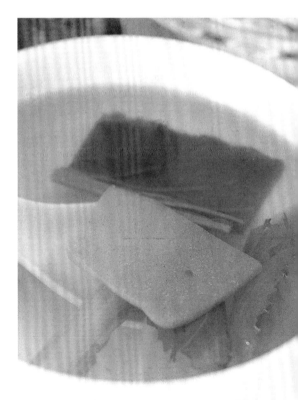

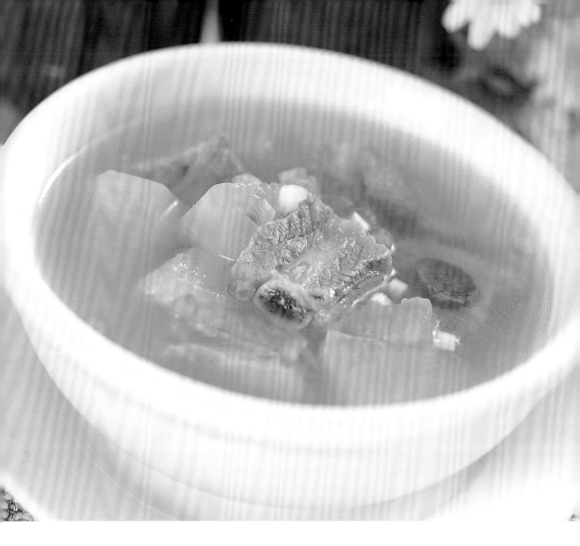

冬瓜排骨汤

材料

猪排骨 200 克，冬瓜 250 克，盐 3 克，葱花适量

做法

1. 冬瓜去皮、瓤，切块状。
2. 猪排骨洗净斩件，氽水去浮沫，洗净备用。
3. 猪排骨、冬瓜同时下入锅，加适量清水煮 30 ~ 45 分钟，加盐，撒上葱花再焖数分钟即可。

小贴士

　　本品具有益气补虚、利尿消肿、消脂减肥的功效，一般人皆可食用，尤其适合体虚的高脂血症、肥胖症患者以及水肿尿少的患者食用。冬瓜属于高钾低钠食物，可排钠降压、利尿消肿、降低血液中的胆固醇，并且还有清热泻火、利尿通淋的作用。

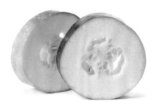

冬瓜：利水消肿，润肺生津

枸杞子老鸽汤

材料

枸杞子 10 克，老鸽 1 只，红枣 2 颗，盐适量

做法

1. 老鸽清理干净，入开水汆烫。
2. 用冷水冲凉，放入锅内，加适量水煮开。
3. 将枸杞子、红枣洗净放入锅中与鸽肉一起炖 3 ~ 4 个小时，加盐调味即可。

小贴士

　　鸽肉中的蛋白质极为丰富，而脂肪含量极低，是典型的高蛋白、低脂肪、低热量食物，对高血压、高脂血症、冠心病等症均有食疗作用。枸杞子具有补肝肾、明目、降压的功效，也适合肝肾亏虚、视物昏花、高血压患者食用。

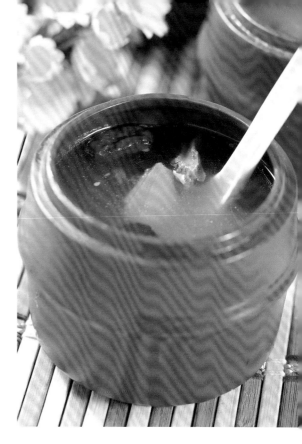

山药绿豆汤

材料

新鲜紫山药 140 克，绿豆 100 克，白糖 10 克

做法

1. 绿豆泡水至膨胀，沥干水分后放入锅中，加入清水，以大火点沸，再转小火续煮 40 分钟至绿豆完全软烂，加入白糖搅拌至溶化后熄火。
2. 紫山药去皮洗净切小丁。
3. 另外准备一锅滚水，放入山药丁煮熟后捞起，与绿豆汤混合即可食用。

小贴士

　　本品中的山药含有大量的黏液蛋白、维生素及微量元素，能有效阻止血脂在血管壁的沉淀，绿豆有清热解暑，利尿消肿，降低血脂、血压的作用，所以本品为高血压、高脂血症、高胆固醇血症患者的药膳佳肴。

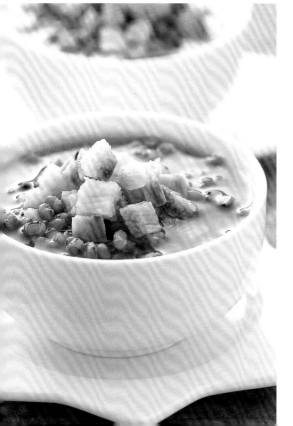

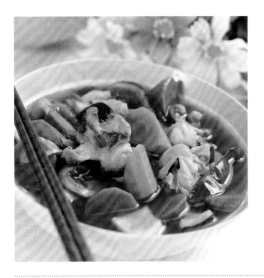

胡萝卜牛骨汤

材料

牛骨500克，胡萝卜1个，西红柿2个，花菜100克，洋葱半个，盐、胡椒粉各适量

做法

1. 牛骨洗净拆块备用；胡萝卜去皮，洗净切大块；西红柿洗净切块；花菜洗净摘成小朵；洋葱洗净切片。
2. 将牛骨、胡萝卜块、西红柿块、花菜块、洋葱片放于瓦煲中，加适量清水煲2个小时。
3. 加胡椒粉、盐调味即成。

黑豆牛蒡炖鸡

材料

黑豆、牛蒡各300克，鸡腿400克，盐4克

做法

1. 黑豆淘净，以清水浸泡30分钟。
2. 牛蒡削皮，洗净切块；鸡腿洗净剁块，氽水后捞出。
3. 黑豆、牛蒡先下锅，加适量水煮沸，转小火炖15分钟，再下鸡块续炖至肉熟烂，加盐调味即成。

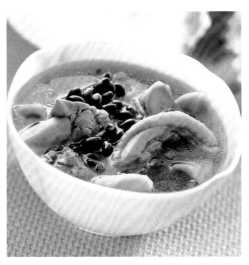

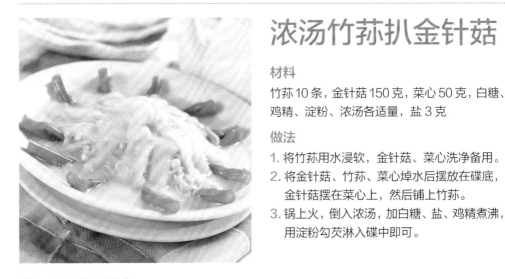

浓汤竹荪扒金针菇

材料

竹荪10条，金针菇150克，菜心50克，白糖、鸡精、淀粉、浓汤各适量，盐3克

做法

1. 将竹荪用水浸软，金针菇、菜心洗净备用。
2. 将金针菇、竹荪、菜心焯水后摆放在碟底，金针菇摆在菜心上，然后铺上竹荪。
3. 锅上火，倒入浓汤，加白糖、盐、鸡精煮沸，用淀粉勾芡淋入碟中即可。

竹荪香菇汤

材料

高汤 600 毫升，竹荪、胡萝卜、香菇各适量，枸杞子、盐、白胡椒粉各 3 克，香菜少许

做法

1. 竹荪、香菇、枸杞子泡发洗净；胡萝卜去皮洗净，切片；香菜洗净备用。
2. 高汤倒入锅中煮沸，放入竹荪、香菇、胡萝卜、枸杞子，煮熟加入盐、白胡椒粉。
3. 最后撒上香菜即可。

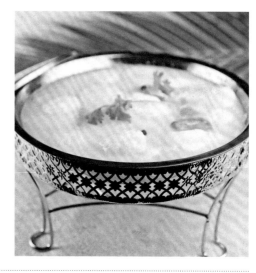

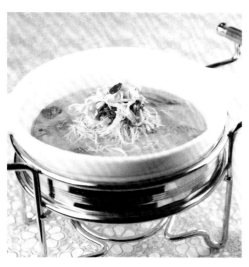

荠菜干丝汤

材料

荠菜、豆腐干各 30 克，小白菜、枸杞子各少许，盐 3 克，味精 2 克，香油适量

做法

1. 荠菜洗净切丁，焯水；豆腐干切丝；小白菜洗净掰开。
2. 将荠菜、豆腐干入水煮沸。
3. 放入小白菜、盐、味精、枸杞子再煮一小会，淋上香油即可。

木瓜粉丝牛蛙汤

材料

木瓜 450 克，粉丝 50 克，牛蛙 400 克，生姜丝 5 克，淀粉 3 克，味精 1 克，盐、白糖各 3 克，植物油、葱花各适量

做法

1. 木瓜去皮洗净，切块；粉丝泡发洗净。牛蛙洗净，斩件；用植物油、生姜丝、淀粉、白糖、盐、味精调味，腌渍 30 分钟。
2. 将瓦煲内加适量水，放入粉丝、木瓜、牛蛙，小火将牛蛙滚熟，加盐调味，撒上葱花即成。

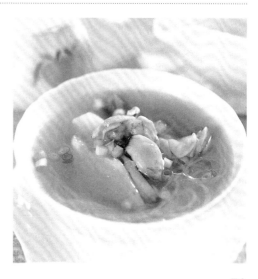

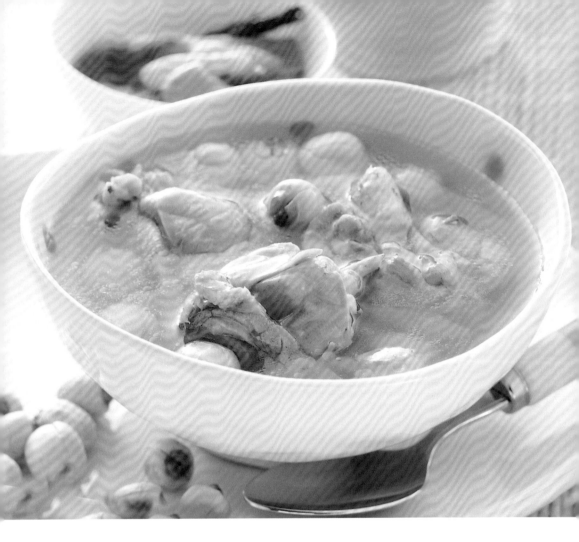

柴胡莲子牛蛙汤

材料

牛蛙 3 只，莲子 150 克，人参片、黄芪、茯苓、柴胡各 10 克，黄芩、地骨皮、麦冬、车前子、甘草各 5 克，纱布袋 1 个，盐适量

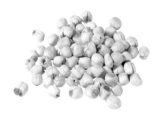

莲子：补脾止泻，养心安神

做法

1. 将除莲子外的中药材略洗，装入纱布袋。
2. 莲子洗净，与纱布袋一起放入锅中，加适量水大火煮开，再转用小火煮 30 分钟。
3. 牛蛙清理干净，剁块，放入汤内煮沸，捞出纱布袋丢弃，汤中加盐调味即可。

小贴士

　　人参补脾，黄芪补气，柴胡疏肝，茯苓健脾，黄芩、地骨皮、麦冬可清热滋阴，车前子、莲子可降压降脂。牛蛙具有利水消脂、益气补虚等功效。所以此汤有补脾益肾、滋阴补气、利尿祛湿、降脂减肥的功效。

玉米排骨汤

材料

玉米粒 250 克，猪排骨 200 克，盐 3 克，生姜片 4 克，胡萝卜 30 克，清汤、葱丝各适量

做法

1. 将玉米粒洗净；猪排骨洗净斩块、汆水；胡萝卜去皮洗净切成粗条。
2. 净锅上火倒入清汤，入生姜片、玉米粒、猪排骨、胡萝卜煲至熟。
3. 加入盐调味，撒上葱丝即可食用。

小贴士

　　玉米有调中开胃及降血脂、降低血清胆固醇的功效。胡萝卜含有胡萝卜素、琥珀酸钾等成分，并且还富含维生素 C，能够降低血压、血脂，增强机体免疫功能。

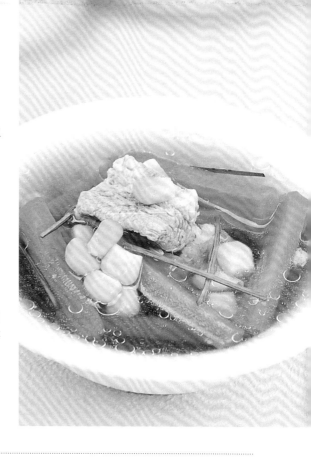

绿豆芽韭菜汤

材料

绿豆芽 100 克，韭菜 30 克，植物油、枸杞子各适量，盐 4 克

做法

1. 将绿豆芽洗净；韭菜洗净切段备用。
2. 净锅上火倒入植物油，下入绿豆芽稍炒，倒入水，放入盐和枸杞子煮至熟，撒入韭菜即可。

小贴士

　　韭菜中含有挥发油、大量的膳食纤维以及硫化物，能够降低胆固醇和血脂，有效预防高脂血症、高血压以及冠心病，此外，韭菜还能补肾壮阳、通利肠道。绿豆芽可利水消肿、消脂减肥，对肥胖症、高脂血症、高血压等都有一定的食疗作用。

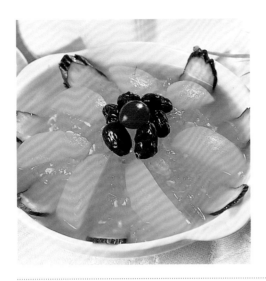

黄桃芦荟黄瓜

材料

罐头黄桃 80 克，芦荟 200 克，黄瓜 20 克，红枣 10 克，圣女果 1 个，白糖 15 克

做法

1. 芦荟洗净，去皮，切成小块；红枣、圣女果洗净；黄瓜洗净，切片。
2. 锅中加水烧开，放入芦荟、白糖煮 15 分钟，装入碗中。
3. 把黄桃片、红枣、圣女果、黄瓜摆放在芦荟上即可。

银耳枸杞子汤

材料

银耳 50 克，枸杞子 20 克，白糖 5 克

做法

1. 将银耳泡发后洗净；枸杞子洗净。
2. 再将泡软的银耳切成小朵。
3. 锅中加水烧开，下入银耳、枸杞子煮开，调入白糖即可。

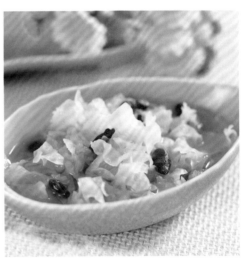

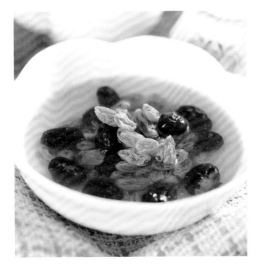

葡萄干红枣汤

材料

葡萄干 30 克，红枣 15 克，冰糖适量

做法

1. 葡萄干用清水洗净。
2. 红枣去核，用清水洗净。
3. 锅中加适量水，放入葡萄干、红枣和冰糖煮至枣烂即可。

猪骨海带汤

材料

猪排骨 200 克，海带 150 克，葱、生姜、蒜、香油、白糖各适量，盐 3 克

做法

1. 将猪排骨洗净，斩成块，汆烫，捞出。
2. 海带入水中泡开，洗净，切块，打结；葱、生姜、蒜均洗净，葱切段，生姜、蒜切片。
3. 猪排骨块入锅煮开，加入海带、葱段、生姜片，烧沸，撇去浮沫，改小火慢煮至熟烂，加入蒜片、盐、香油、白糖，拌匀即可。

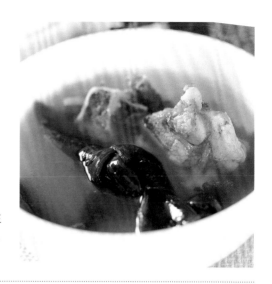

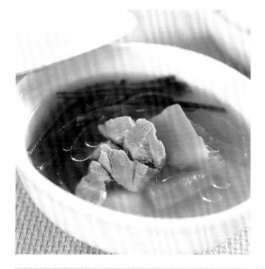

苦瓜海带瘦肉汤

材料

苦瓜 150 克，海带 100 克，猪瘦肉 100 克，盐 3 克，味精少许

做法

1. 将苦瓜洗净，切成两瓣，去籽去瓤，切块。
2. 海带浸泡 1 个小时，洗净切丝；猪瘦肉洗净，切成小块。
3. 把苦瓜、海带和猪瘦肉放入砂锅中，加适量清水煲至猪瘦肉烂熟，加盐、味精调味即可。

核桃仁枸杞子汤

材料

红枣 125 克，核桃仁 100 克，枸杞子 20 克，白糖适量

做法

1. 将红枣去核洗净；核桃仁用开水泡开，捞出沥干水；枸杞子洗净备用。
2. 锅中加水烧开，将红枣、核桃仁、枸杞子放入锅中煲 20 分钟。
3. 最后放入白糖即可。

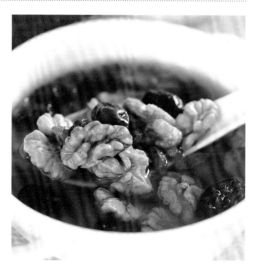

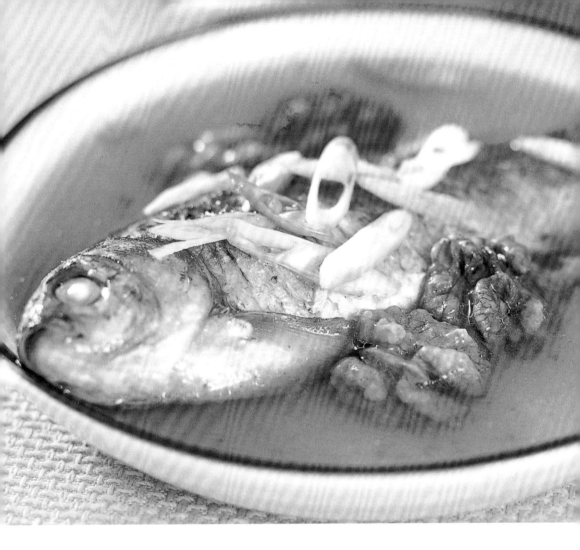

核桃仁烧鲤鱼

材料

鲤鱼 500 克，核桃仁 350 克，味精 2 克，生姜片 3 克，葱段 5 克，酱油 3 毫升，盐 3 克，植物油适量

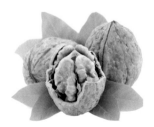

核桃仁：滋补肝肾，润肠通便

做法

1. 将处理好的鲤鱼放入油锅略煎。
2. 将核桃仁下锅煎约 2 分钟。
3. 另起锅加清水，水沸时放入煎好的鲤鱼和核桃仁，以小火慢炖，熟后加入生姜片、酱油、味精调味，撒上葱段，即可起锅。

小贴士

　　核桃仁中所含的维生素 C 和不饱和脂肪酸能降低胆固醇、稳定血压、软化血管，鲤鱼中所含不饱和脂肪酸也能很好地降低胆固醇和血脂，预防动脉硬化，故常食本品对高血压、高脂血症、动脉硬化和冠心病等患者大有益处。

女贞子鸭汤

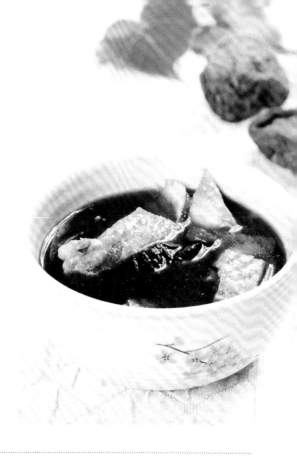

材料

枸杞子 15 克，熟地黄、山药各 20 克，牡丹皮、泽泻各 10 克，女贞子 30 克，鸭肉 200 克，盐适量

做法

1. 将鸭肉洗干净，切成块。
2. 将枸杞子、熟地黄、山药、女贞子、牡丹皮、泽泻均洗净，与鸭块同放入锅中，加适量清水，大火煮开，再转小火，煮至鸭肉熟烂。
3. 以盐调味即可。

小贴士

此汤具有滋补肝肾、滋阴养血、补虚强身的功效，可用于肝肾阴虚型高脂血症，并能改善腰膝酸软、自汗盗汗、口干咽干、头晕耳鸣等阴虚症状。

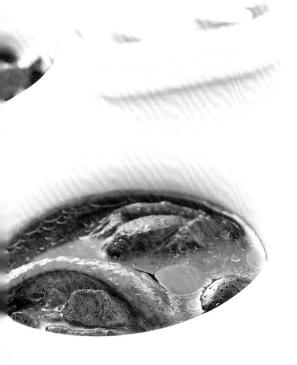

六味熟地黄鸡汤

材料

鸡腿 150 克，熟地黄 25 克，山药、丹皮、茯苓、泽泻、山茱萸各 10 克，红枣 8 颗，盐适量

做法

1. 鸡腿处理干净剁块，放入开水中氽烫，捞出冲净；熟地黄、山茱萸、山药、丹皮、茯苓、泽泻、红枣均洗净。
2. 将鸡腿和山茱萸、山药、丹皮、茯苓、泽泻、熟地黄、红枣一起放入炖锅，加适量水以大火煮开。
3. 转小火慢炖 30 分钟，调入盐即成。

小贴士

本品具有滋阴潜阳、滋补肝肾的功效，可用于肝肾阴虚型高脂血症、高血压，还可辅助治疗腰膝酸软、潮热盗汗等症。

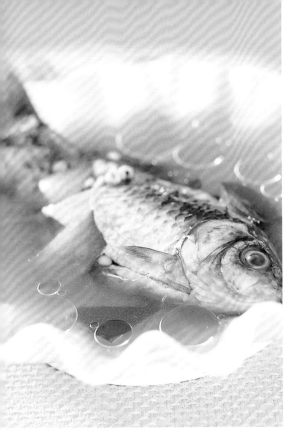

薏米瓜皮鲫鱼汤

材料

鲫鱼 250 克，冬瓜皮 60 克，薏米 30 克，茯苓、黄芪各 10 克，生姜 3 片，盐、香油各少许

做法

1. 将鲫鱼剖洗干净，去内脏，去鳃；冬瓜皮、茯苓、黄芪、薏米分别洗净。
2. 将上述材料放进汤锅内，加适量清水，并加入生姜片，盖上锅盖。
3. 用中火烧开，转小火再煲 1 个小时，淋入香油，加盐调味即可。

小贴士

　　冬瓜皮具有清热的效果，草鱼可辅助降血脂。本品具有利湿止泻、清热祛湿、健脾降脂的功效，可改善脾虚湿盛夹热型高脂血症、肥胖症、腹泻、呕吐、水肿等症。

蘑菇绿豆芽瘦肉汤

材料

蘑菇 120 克，绿豆芽 35 克，猪瘦肉 30 克，盐 3 克，酱油少许，八角 1 个，植物油、葱丝、红椒丝各适量

做法

1. 将蘑菇洗净切丝；绿豆芽洗净；猪瘦肉洗净切丝备用。
2. 汤锅上火倒入植物油，将八角爆香，下入猪瘦肉丝翻炒，烹入酱油，下入蘑菇、绿豆芽略炒；倒入水煮开，调入盐至熟，撒上葱丝、红椒丝即可。

小贴士

　　蘑菇富含粗纤维、半粗纤维和木质素，可保持肠内水分平衡，吸收余下的胆固醇、糖分，对预防高血压、高脂血症、动脉硬化、糖尿病、便秘等都大有益处。

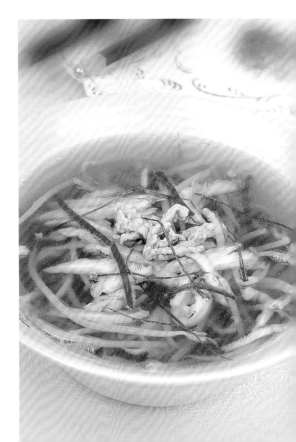

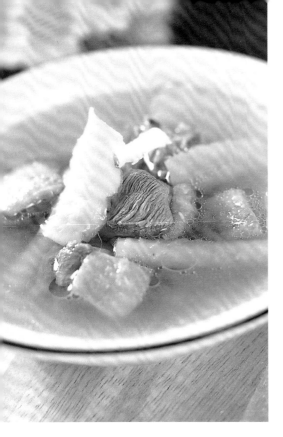

玉竹沙参焖鸭

材料

玉竹、北沙参各 30 克，党参 15 克，老鸭半只，生姜、味精、盐各适量

做法

1. 将老鸭处理干净，斩件，放入锅内；生姜去皮洗净切片；玉竹、北沙参、党参均洗净。
2. 锅内加入北沙参、玉竹、党参、生姜片，加适量水，先用大火烧沸。
3. 转用小火焖煮 1 个小时后加入盐和味精调味即可。

小贴士

本品具有补气滋阴、益肺固肾的功效，适用于气阴两虚型高脂血症以及肺虚咳嗽、咯血、咽喉干痛等症。北沙参还有养阴清肺、祛痰止咳、益脾健胃、养肝补肾的功效。

枸杞子黄精炖乳鸽

材料

枸杞子 20 克，黄精 30 克，杜仲 10 克，乳鸽 1 只，盐 3 克，料酒 3 毫升，味精 2 克

做法

1. 将乳鸽清理干净，斩成小块；枸杞子、黄精、杜仲泡发洗净。
2. 锅中加水烧沸，下入乳鸽块汆去血水。
3. 乳鸽块放入锅中，加适量水，再加入黄精、枸杞子、杜仲、料酒、盐、味精，煮至熟即可。

小贴士

乳鸽肉属高蛋白、低脂肪、低热量食物，不仅对降低血压和血脂有一定的疗效，还对糖尿病患者大有益处。可以当作高血压、高脂血症、糖尿病患者的日常保健之用。

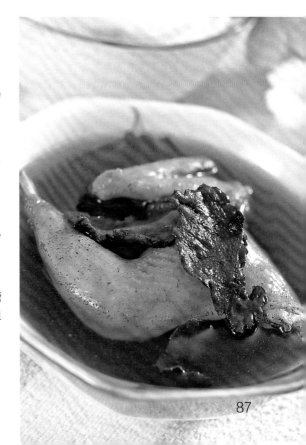

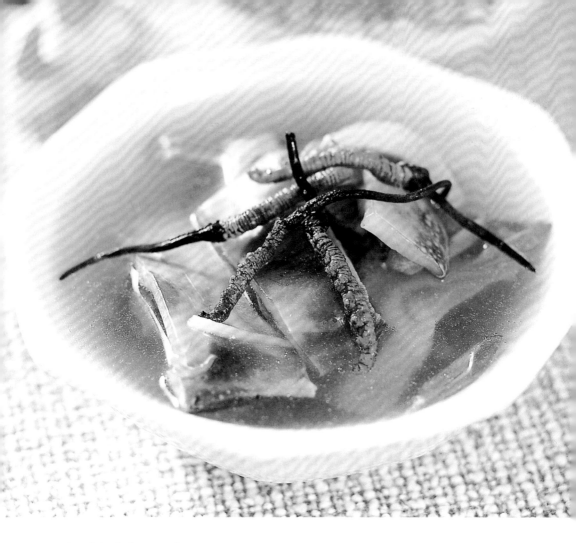

虫草炖甲鱼

材料

甲鱼1只，冬虫夏草10枚，盐4克，味精1克，料酒5毫升，葱段、生姜片、蒜、鸡清汤各适量

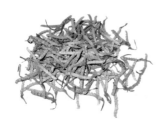

冬虫夏草：补肺益胃，止咳化痰

做法

1. 将宰好的甲鱼切成4块，冬虫夏草洗净。
2. 将块状的甲鱼放入锅内煮沸，捞出，割开四肢，剥去腿油，洗净。
3. 甲鱼放入砂锅中，上放冬虫夏草，加料酒、盐、味精、葱段、生姜片、蒜、鸡清汤，炖2个小时，拣去葱段、生姜片即可。

小贴士

　　本品滋阴生津、益气养血，适合气阴两虚、气血不足型高脂血症患者食用。甲鱼可补血、消肿、平肝火，它所含的多种微量元素，还能提高人体免疫功能，促进新陈代谢。

冬瓜鲤鱼汤

材料

茯苓 25 克，红枣 30 克，枸杞子 15 克，鲤鱼 450 克，冬瓜 200 克，盐、生姜片各适量

做法

1. 将茯苓、红枣、枸杞子洗净，茯苓压碎，用纱布袋包起，一起放入锅中。
2. 鲤鱼洗净，取鱼肉切片，鱼骨切小块后用纱布袋包起备用。
3. 冬瓜去皮洗净，切块状，和生姜片、鱼骨包一起放入锅中，加入适量水，用小火煮至冬瓜熟透，放入鲤鱼片，转大火煮滚，加盐调味，再挑出药材包和鱼骨包即可。

小贴士

　　本品具有健脾化湿、益气补虚、利尿消肿、消脂减肥等功效，可辅助治疗脾虚湿盛型食积不化、泄泻、水肿以及高脂血症、肥胖等症。

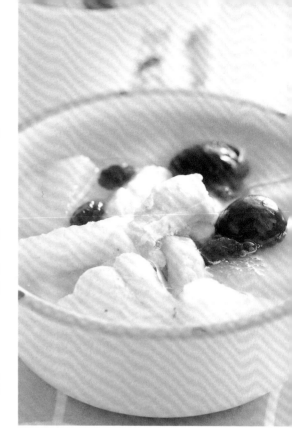

三七郁金炖乌鸡

材料

三七、郁金各 10 克，川芎 8 克，乌鸡 500 克，生姜片、葱段各 5 克，绍酒 10 毫升，盐 3 克

做法

1. 三七洗净切小粒；川芎、郁金洗净，切片。
2. 乌鸡洗净切块，放入蒸盆内，加入生姜片、葱段，在鸡肉中抹匀绍酒、盐，放入三七、川芎、郁金，注入适量水。
3. 用大火蒸 50 分钟即成。

小贴士

　　本品具有疏肝理气、活血化淤等功效，可用于气滞血淤型高脂血症、冠心病以及妇女月经不调、妇女更年期综合征等症。川芎行气开郁，搭配乌鸡炖汤具有很好的食疗效果。

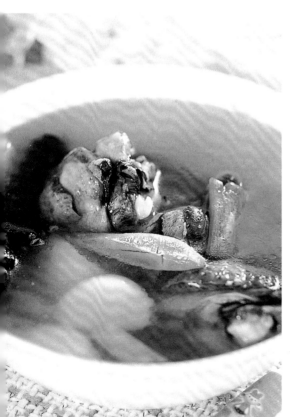

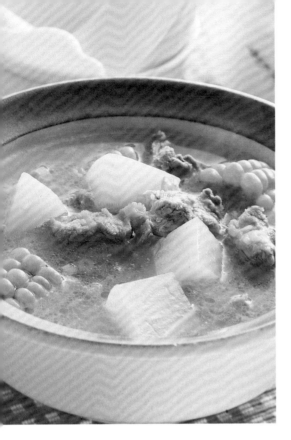

莱菔子白萝卜汤

材料

莱菔子15克，白果20克，白芥子10克，陈皮8克，白萝卜1个，玉米1根，猪尾骨半根，盐适量

做法

1. 猪尾骨洗净后焯烫；白芥子、陈皮洗净煎汤。
2. 锅中加清水煮开，放入莱菔子煮沸，加入猪尾骨同煮30分钟。
3. 将白萝卜、玉米洗净切块，与白果一同放入猪尾骨锅中，倒入煎好的药汁，加盐调味即可。

小贴士

　　白萝卜能促进新陈代谢、清热生津、增进食欲、帮助消化，常吃白萝卜可降低血脂、软化血管、稳定血压，还可预防冠心病、动脉硬化、胆石症等疾病。

老黄瓜炖泥鳅

材料

泥鳅400克，老黄瓜100克，盐3克，酱油5毫升，枸杞子、香菜、植物油各适量

做法

1. 泥鳅洗净，切段；老黄瓜洗净，去皮，切块；香菜洗净。
2. 锅内注植物油烧热，放入泥鳅翻炒至变色，注入适量水，并放入老黄瓜、枸杞子焖煮。
3. 煮至熟烂后，加入盐、酱油调味，撒上香菜即可。

小贴士

　　黄瓜低热量、低脂肪，其所含的维生素P和钾有保护心血管的作用，对于高血压、高脂血症、肥胖症以及糖尿病患者来说，是一种理想的食疗良蔬。泥鳅也有良好的降脂降压作用，还能健脾胃、利小便。

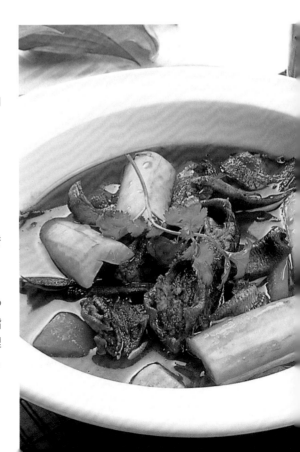

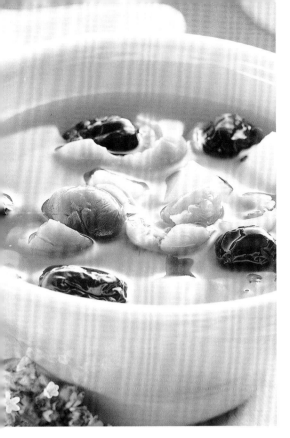

桂圆山药红枣汤

材料

桂圆肉 100 克，新鲜山药 150 克，红枣 6 颗，冰糖适量

做法

1. 新鲜山药削皮洗净，切小块；红枣洗净；煮锅内加 3 碗水煮开，加入山药块煮沸，再下红枣。
2. 待山药熟透、红枣松软，将桂圆肉加入，5 分钟后即可熄火，加冰糖提味即成。

小贴士

　　桂圆肉有降低血脂、增加冠状动脉血流量的作用，对心血管疾病有防治作用。山药可有效降低血脂、血压和血糖，是高脂血症、高血压、糖尿病患者的食疗佳品。

白萝卜丝炖青鱼

材料

青鱼 1 条，白萝卜丝 100 克，粉丝 50 克，青椒丝、红椒丝各 10 克，盐 3 克，鸡精 2 克，生姜丝、料酒、植物油各适量

做法

1. 青鱼洗净打花刀，用盐和料酒腌渍；粉丝泡发；锅中加植物油烧热，加水，放鱼入锅，大火煮至汤变白色。
2. 放入白萝卜丝，青椒丝、红椒丝、生姜丝、粉丝、盐、鸡精，小火煮 3 分钟即可。

小贴士

　　青鱼富含不饱和脂肪酸和硒元素，能降低胆固醇，降低脑出血的发病率。白萝卜富含香豆酸等活性成分，能够降低血糖、胆固醇，促进脂肪代谢，适合高血压性糖尿病、高脂血症、肥胖症等患者食用。

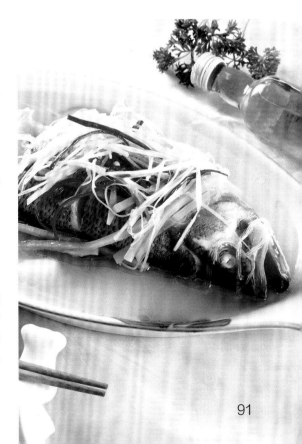

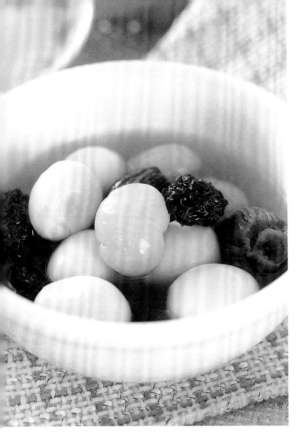

桂圆黑枣汤

材料

桂圆 50 克，黑枣 30 克，冰糖适量

做法

1. 桂圆去壳，去核备用；黑枣洗净，备用。
2. 锅中加水烧开，下入黑枣煮 5 分钟，加入桂圆。
3. 一起煮 25 分钟，再下冰糖煮至溶化即可。

小贴士

　　桂圆肉营养丰富，具有促进红细胞及血红蛋白活性、增加血小板数量、改善毛细血管脆性、降低血脂、增加冠状动脉血流量的作用，对心血管疾病有防治作用。黑枣具有降低血压、补气养血的功效。本品具有滋阴养血、健脾补虚、降脂养心的功效，适合高脂血症、高血压、冠心病、贫血症等患者食用。

山楂猪骨汤

材料

山楂 100 克，猪脊骨 250 克，黄精 10 克，盐 4 克，生姜片 3 克，白糖 4 克，清汤、豌豆各适量

做法

1. 将山楂洗净去核；猪脊骨洗净斩块，氽水洗净备用；黄精洗净备用。
2. 净锅上火倒入清汤，调入盐、生姜片、黄精烧开后续煮 30 分钟。
3. 再下入猪脊骨、山楂、豌豆煲至熟，调入白糖搅匀即可。

小贴士

　　本品具有滋阴补肾、健脾消食、疏肝理气等功效，适合肝肾亏虚型高脂血症患者食用，可改善头晕目眩、两目干涩、腰膝酸软等症。

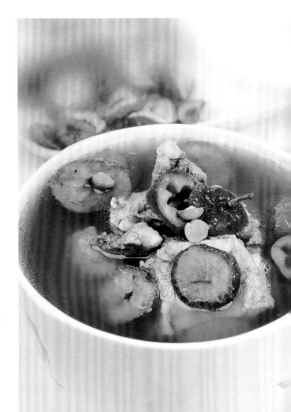

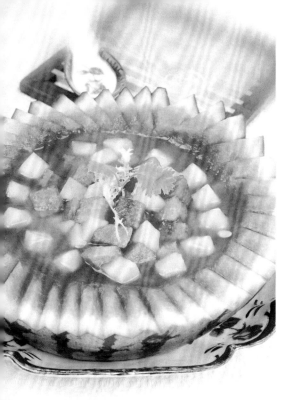

解暑西瓜汤

材料

西瓜 250 克，苹果 100 克，白糖 5 克，淀粉 10 克

做法

1. 将西瓜对半切开，取出西瓜肉，切成丁，一半西瓜皮当作碗备用。
2. 将苹果洗净，去皮切成丁。
3. 锅中加入适量清水，调入白糖烧沸。加入西瓜、苹果，用淀粉勾芡煮沸后一起倒入西瓜皮中即可。

小贴士

　　西瓜几乎不含胆固醇和脂肪，并具有清热利尿、泻火解毒、降脂降压的功效，苹果富含果胶和膳食纤维，可以减少肠道内脂肪和胆固醇的堆积，本品非常适合尿道涩痛、湿热泻痢、高脂血症、高血压等患者食用。

赤小豆牛奶汤

材料

赤小豆 50 克，牛奶 200 毫升，蜂蜜适量

做法

1. 赤小豆洗净，泡水 8 个小时。
2. 赤小豆放入锅中，开中火煮约 30 分钟，再用小火焖煮约 30 分钟备用。
3. 将赤小豆、蜂蜜、牛奶放入碗中，搅拌均匀即可。

小贴士

　　牛奶中富含的镁元素和钙元素能保护心血管系统，可减少血液中的胆固醇含量，对高血压、高脂血症以及动脉硬化的患者都大有好处，赤小豆利水消肿、降压降脂。本品有补肺健脾、生津润肠、养血补血、降脂利尿的功效，适合脾胃虚弱、呕吐、小便涩痛、高脂血症、高血压等患者食用。

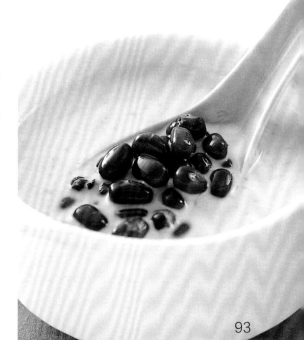

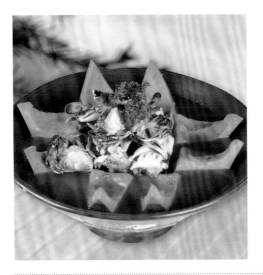

蟹块煮南瓜

材料

螃蟹 100 克，南瓜 250 克，盐、白糖各 3 克，蚝油、料酒各 10 毫升，高汤、生姜、蒜、植物油各适量

做法

1. 螃蟹清理干净，斩件；南瓜洗干净，去籽切块；生姜洗干净，切片；蒜拍碎备用。
2. 油锅烧热，放入生姜片和蒜，下螃蟹翻炒。
3. 放入南瓜，淋上料酒略炒，加入高汤、盐、白糖、蚝油，盖上锅盖煮至收汁，即可装盘。

海参汤

材料

水发海参 200 克，胡萝卜、青菜各少许，生姜 1 片，盐 3 克，高汤适量

做法

1. 水发海参洗净；胡萝卜洗净，去皮切片；青菜洗摘干净。
2. 将高汤倒入锅内烧沸，放入海参、生姜用中火煲 40 分钟。
3. 加入胡萝卜、青菜煮熟，调入盐即可。

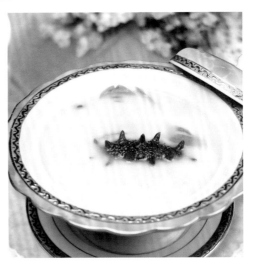

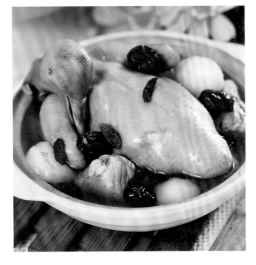

无花果煲乳鸽

材料

马蹄 100 克，无花果 50 克，净乳鸽 1 只，红枣 10 克，生姜片、盐、高汤、枸杞子各适量

做法

1. 马蹄洗净去皮；净乳鸽、无花果、红枣洗净。
2. 锅上火，注入适量清水，待水沸，放入乳鸽汆烫，滤除血水。
3. 砂锅入高汤、生姜片、净乳鸽、无花果、红枣、马蹄，大火炖开后转小火煲约 90 分钟，撒上枸杞子，调入盐即可。

无花果生鱼汤

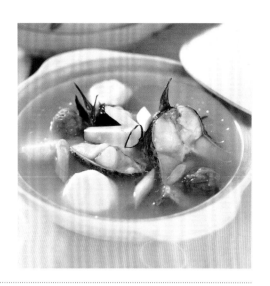

材料

生鱼 1 条，无花果 10 克，马蹄 50 克，海底椰 10 克，盐 4 克，味精 1 克，植物油适量

做法

1. 海底椰、无花果、马蹄洗净；生鱼宰杀洗净后切成小段。
2. 煎锅上火，入植物油烧热，入生鱼段煎熟。
3. 下入无花果、马蹄和海底椰，加适量清水炖 40 分钟，调入盐和味精即可。

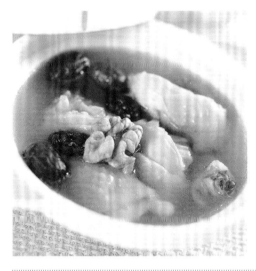

红枣鸡汤

材料

红枣 5 颗，鸡肉 250 克，核桃仁 100 克，盐少许

做法

1. 将红枣、核桃仁用清水洗净；鸡肉洗净，切成小块。
2. 将砂锅洗净，加适量清水置于火上，放入核桃仁、红枣、鸡肉，以大火烧开。
3. 去浮沫，改用小火炖 1 个小时，放入盐调味即可。

桑寄生决明鸡脚汤

材料

鸡脚 400 克，桑寄生 30 克，连翘 15 克，天麻、决明子各 10 克，蜜枣 2 颗，盐 3 克

做法

1. 桑寄生、连翘、决明子、天麻、蜜枣均洗净，桑寄生、连翘、决明子、天麻用纱布袋包好。
2. 鸡脚洗净，去指甲，斩件，入开水中氽烫。
3. 将适量清水放入瓦煲内，煮沸后加入以上用料，大火煲开后，改用小火煲 2 小时，捞去纱布袋，加盐调味即可。

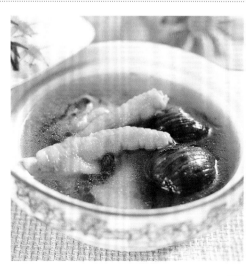

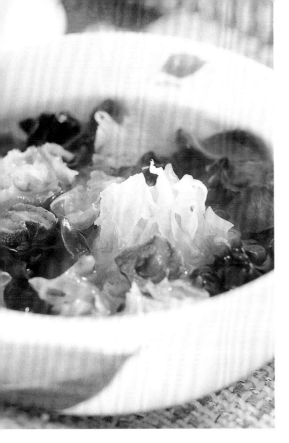

双耳山楂汤

材料

银耳、黑木耳、干山楂各 50 克，白糖 5 克

做法

1. 将银耳和黑木耳用水泡发，撕成小朵放入盘中备用。
2. 把干山楂清洗干净，然后和银耳、黑木耳一起倒入锅中加水煮。
3. 先用大火将其烧开，然后再用小火煮 10 分钟左右，等汤变得黏稠时，再加入白糖进行调味即可。

小贴士

本品具有降血压、降血脂、清热的功效。注意银耳在烹制前要充分浸泡，并将黄色的部分摘除，以免降低食物的养分。

葛根鸡汤

材料

鸡肉 300 克，葛根 10 克，红枣 3 颗，枸杞子 5 颗，百合 5 克，盐适量

做法

1. 先将鸡肉剁成块状，再汆烫后沥干。
2. 把枸杞子、红枣、百合洗净沥干水分。
3. 将鸡肉块、枸杞子、百合、红枣和葛根倒入汤锅，大火煮沸。
4. 转入小火熬制，并加入适量的盐调味，煮至鸡肉软烂即可出锅。

小贴士

本品具有降血压、降血脂、降胆固醇的功效。注意鸡肉在烹制前一定要用开水汆烫一下，这样不但有助于去除腥味，还可以让汤味更加鲜美。

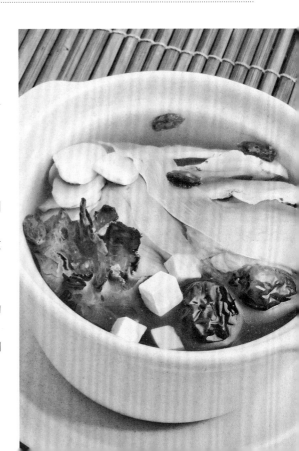

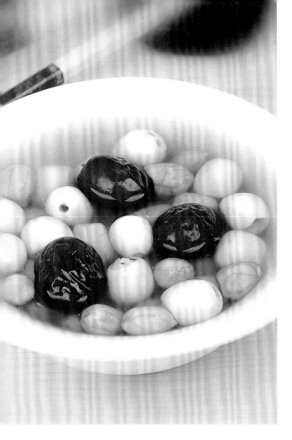

莲子红枣汤

材料

去心莲子 50 克，红枣 10 克，花生 30 克，冰糖 10 克

做法

1. 把莲子放温水中浸泡 2 个小时，沥干水分。
2. 将莲子、花生和红枣放入汤锅，大火煮沸。
3. 转小火慢炖半个小时左右，调入适量的冰糖，待冰糖融化后即可出锅。

小贴士

　　本品具有降血压、降血脂、安神的功效。烹制此汤的方法并不局限于此，还可以采用隔水炖煮法，可以更好地保留食物的营养成分。

枸杞子鱼块汤

材料

枸杞子 10 克，草鱼 150 克，枸杞子 100 克，决明子 20 克，生姜 5 克，盐 3 克

做法

1. 生姜切丝，枸杞子用温水泡软备用。
2. 将枸杞子、决明子洗净，一起放在纱布袋中。
3. 草鱼切成块，同生姜丝、纱布袋一起大火煮开。
4. 用小火炖煮 40 分钟，放枸杞子，加入适量的盐调味即可。

小贴士

　　本品具有补肝养肾、降低血压的功效。要选用新鲜草鱼，烹饪前将其放在冰箱里冻上几分钟，可以使汤味更加鲜美。

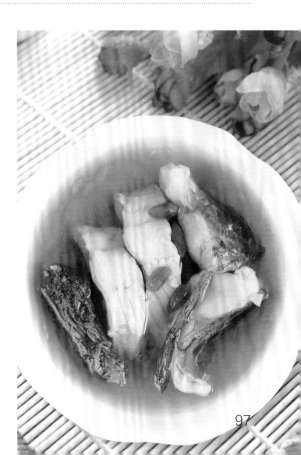

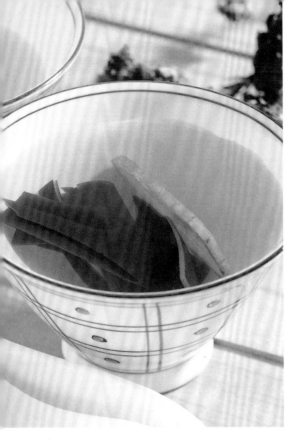

海带姜汤

材料

海带 1 条，白果 20 克，白芥子 10 克，生姜 5 片

做法

1. 白果、白芥子均洗净；海带洗净后切段，加生姜片、白芥子、白果及 1500 毫升水。
2. 入锅中煮开，再转小火续煮 1 个小时。
3. 滤渣，宜温热饮用，勿喝冷汤。

小贴士

　　本品具有化痰软坚、清热散结的功效，可用于痰淤阻络型高脂血症、肥胖症、肺热咳嗽痰多、甲状腺肿大等症，但痛风患者、甲状腺亢进患者、尿毒症患者均不宜饮用。

黑豆淡菜汤

材料

党参、肉苁蓉、淡菜各 20 克，黑豆 50 克，生姜、盐各适量

做法

1. 将党参、肉苁蓉、淡菜及生姜分别洗净，沥干水备用。
2. 黑豆洗净泡发，入锅炒至裂开。
3. 党参、肉苁蓉、淡菜、黑豆、生姜入砂锅内，加适量清水，大火烧沸后转小火煲 1 个小时，加盐调味即可。

小贴士

　　黑豆不仅可以降低胆固醇和血压，还能益智补脑、补肾润肠，所以本品非常适合高血压、糖尿病、便秘等患者以及老年人食用。

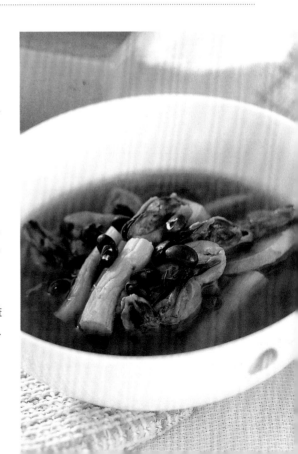

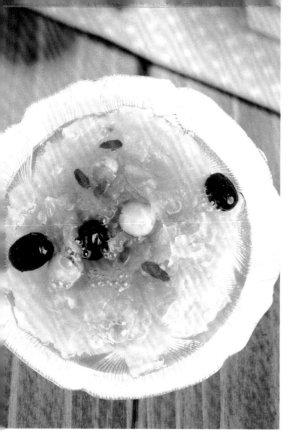

银耳杜仲汤

材料

银耳2朵，杜仲20克，灵芝10克，枸杞子8颗，红枣5颗，白糖5克

做法

1. 将杜仲和灵芝冲洗干净，放到锅里用清水煎煮3次，将3次所滤出的药汁合在一起。
2. 银耳用冷水泡发切成小朵备用；将药汁倒入锅中，煮沸后倒入银耳和红枣、枸杞子。
3. 用小火炖至银耳呈胶状，然后调入适量的白糖即可。

小贴士

　　银耳内含有大量的膳食纤维，可以刺激胃肠蠕动，帮助胆固醇排出体外。银耳中的多糖体可抑制血小板聚集，预防血栓，保护血管环境，避免胆固醇附着。

翡翠海鲜冬瓜盅

材料

带皮冬瓜500克，银耳、虾仁各20克，鱼肉、火腿、莲子各80克，上汤250毫升，香油5毫升，香菜10克，淀粉10克，白糖5克

做法

1. 虾仁及鱼肉加入腌料；火腿略洗并切丁；银耳浸泡约1个小时，撕成小块，用上汤煨熟；莲子洗净，用少许白糖蒸熟。
2. 把虾仁、鱼肉用淀粉拌匀，放入上汤煲中。
3. 将烫熟的虾仁、鱼肉与银耳、火腿、莲子放入刻好图案的冬瓜盅中，撒上盐、香菜、香油即可。

小贴士

　　本品具有清热去火、降血脂、降血压的功效。制作瓜盅时，切忌用豉油，以免产生酸味。

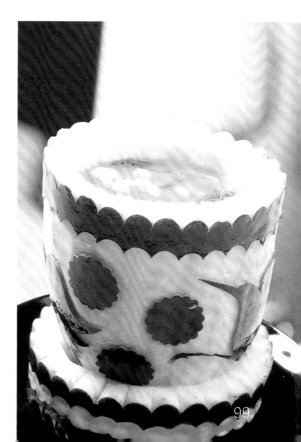

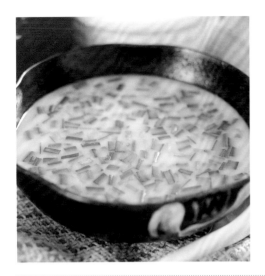

干姜牛奶

材料

韭菜 250 克，牛奶 250 毫升，白术 15 克，黄芪 10 克，干姜少量

做法

1. 将干姜、韭菜洗净，切碎。
2. 白术、黄芪洗净，煎汁，去渣。
3. 将干姜、韭菜与牛奶同放锅中，倒入药汁煮沸即可。

泥鳅烧豆腐

材料

泥鳅 400 克，豆腐 150 克，盐 3 克，辣椒粉 10 克，胡椒粉 5 克，红油、葱段、植物油各适量

做法

1. 泥鳅洗净沥干；豆腐洗净切块。
2. 起油锅，植物油烧热后入泥鳅煎至金黄，注入开水，放入辣椒粉、豆腐、胡椒粉、红油。
3. 煮至熟时调入盐调味，撒入葱段，盛入干锅即可。

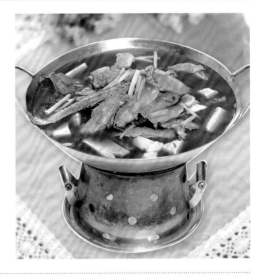

夏枯草枣仁瘦肉汤

材料

夏枯草 12 克，酸枣仁 30 克，猪瘦肉 100 克，盐 3 克，葱 5 克

做法

1. 猪瘦肉切成丁，入开水中氽烫捞出；夏枯草和酸枣仁用纱布袋包好，放入汤锅煎汁。
2. 葱洗净后，切成葱花，猪瘦肉丁倒入锅中，大火煮开后，转入小火慢炖。
3. 待猪瘦肉将熟时，调入盐和葱花，捞出纱布袋即可食用。

五胡鸭

材料

鸭肉 500 克，五灵脂、延胡索各 10 克，三七 8 克，盐、醋各适量

做法

1. 将鸭肉洗净，用少许盐腌渍，让咸味入内。
2. 五灵脂、延胡索、三七均洗净，放入碗内，加适量水，隔水蒸 30 分钟左右，去渣取汁。
3. 将鸭肉放入大盆内，倒上药汁，隔水蒸至鸭肉熟软，食前滴少许醋调味即可。

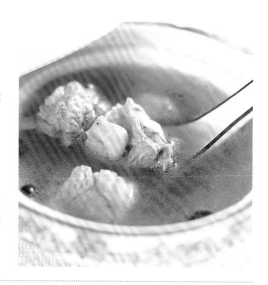

豆腐薏米粥

材料

豆腐 70 克，薏米 30 克，红枣 10 颗，大米 50 克，白糖适量

做法

1. 大米、薏米分别洗净，用清水浸泡 4 个小时；豆腐切丁；红枣用温水泡发，去核。
2. 注水入锅，大火煮开后下大米、薏米、红枣同煮，同时适当搅拌。
3. 待小煮开后，倒入豆腐丁同煮 15 分钟，加入白糖，待白糖溶化，即可食用。

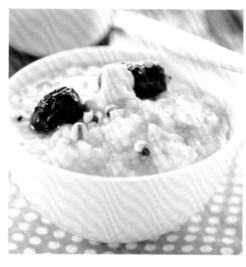

清炖鱼汤

材料

鲫鱼 2 条，料酒 5 毫升，盐 3 克，葱、生姜各 10 克

做法

1. 鱼宰洗干净；葱洗净切成小段；生姜切片。
2. 锅中加入清水，烧开后放入葱段和鱼，生姜片稍后放入。
3. 大火烧开后转至小火炖至汤浓白，加入少许盐和料酒即可。

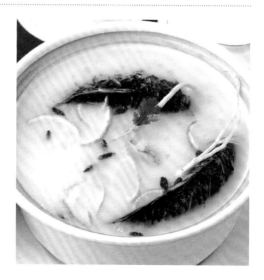

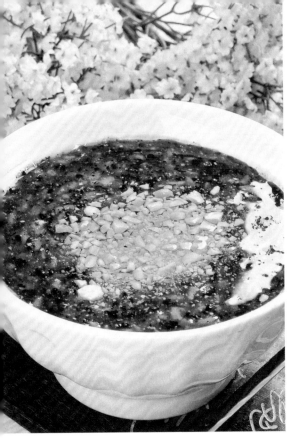

杏仁芝麻羹

材料

黑芝麻 50 克，杏仁 30 克，糯米 300 克，冰糖适量

做法

1. 糯米、杏仁均泡发洗净；将黑芝麻下锅用小火炒香，然后碾碎。
2. 将糯米冷水下锅用大火熬 10 分钟，之后放黑芝麻、杏仁。
3. 慢慢搅拌，20 分钟后放冰糖即可。

小贴士

　　杏仁富含蛋白质、钙、不饱和脂肪酸和维生素 E，有降低血糖和胆固醇的作用，此外，杏仁中所含的苦杏仁苷可保护血管，维持正常血压水平。本品适合高脂血症、阿尔茨海默病等患者食用。

山楂苹果羹

材料

干山楂 20 克，苹果 50 克，大米 100 克，冰糖 5 克，葱花少许

做法

1. 大米淘洗干净，用清水浸泡；苹果洗净切小块；干山楂用温水稍泡后洗净。
2. 锅置火上，放入大米，加水煮至八成熟。
3. 再放入苹果、干山楂煮至米烂，放入冰糖熬融后调匀，撒上葱花便可。

小贴士

　　本品具有健脾消食、涩肠止泻、美白养颜、降压降脂等功效，适合胃肠胀气、脾虚泄泻、高脂血症、肥胖症等患者食用。注意应少食生山楂，因为生山楂中所含的鞣酸会与胃酸结合容易形成胃石，而且很难消化掉，易引起胃溃疡、胃出血甚至胃穿孔。

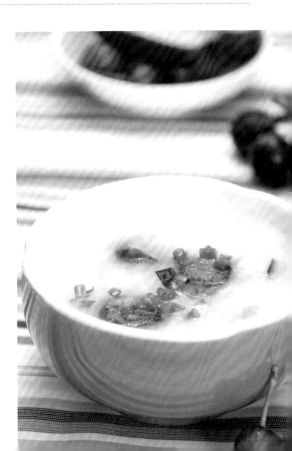

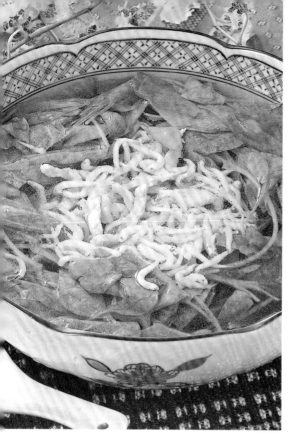

银鱼苋菜羹

材料

苋菜 200 克，银鱼 200 克，猪瘦肉 20 克，盐适量

做法

1. 将苋菜用清水洗净，撕成小片。
2. 银鱼用清水洗净，切丝，备用；猪瘦肉用清水洗净，切末。
3. 再将苋菜片、银鱼丝、猪瘦肉末放入锅中加水煮熟，加入适量盐即可。

小贴士

　　银鱼属高蛋白低脂肪食品，常食可预防高脂血症的发生。苋菜中含有大量的矿物质如钙、磷、钾、镁等微量元素，二者搭配，具有很好的食疗效果。

红枣核桃仁羹

材料

红枣 2 颗，大米 200 克，核桃仁 15 克，白糖 10 克

做法

1. 将大米泡发洗净；红枣、核桃仁洗净，备用。
2. 将大米放进砂锅中，加水煮沸后转小火熬煮至浓稠，再加入红枣、核桃仁同煮。
3. 快煮好时再加入白糖，煲煮片刻即可。

小贴士

　　红枣富含维生素 C，可有效降低血液中的胆固醇，软化血管。核桃仁富含不饱和脂肪酸，可防治动脉硬化和冠心病等症。本品适合高脂血症患者日常保健之用。

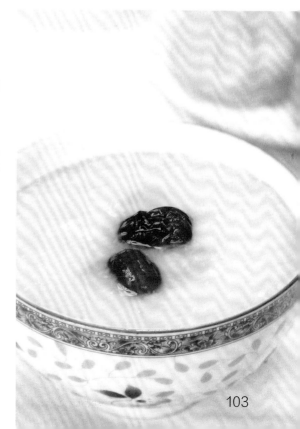

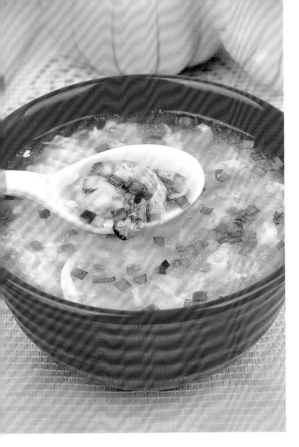

牡蛎豆腐羹

材料

牡蛎肉 150 克，豆腐 100 克，蛋清 1 个，韭菜 50 克，葱段 2 克，香油 2 毫升，植物油、高汤、盐、红椒末各适量

做法

1. 牡蛎肉泥沙洗净；豆腐洗净切成细丝；韭菜洗净，切末；蛋清打入碗中，拌匀。
2. 净锅上火倒入植物油，放入葱段爆香，倒入高汤。
3. 下入牡蛎肉、豆腐丝，调入盐煲至入味，再下入韭菜末、红椒末、蛋清，淋入香油即可。

小贴士

　　此羹中的牡蛎含有的氨基乙磺酸能够降低人体血压和血液中的胆固醇含量，蛋清中的卵磷脂也可以降低血脂。

桂圆榛子粥

材料

榛子、桂圆肉、玉竹各 20 克，大米 90 克，白糖 20 克

做法

1. 榛子去壳去皮，洗净，切碎；桂圆肉、玉竹洗净；大米泡发洗净。
2. 锅置火上，注入清水，放入大米，用大火煮至米粒开花。
3. 放入榛子、桂圆肉、玉竹，用中火煮至熟，放入白糖调味即可。

小贴士

　　玉竹具有扩张动脉血管的作用，可预防冠心病和动脉硬化，此粥具有壮阳益气、补益心脾、养血安神、润肤美容等多种功效，适合高脂血症、血虚津亏者食用。

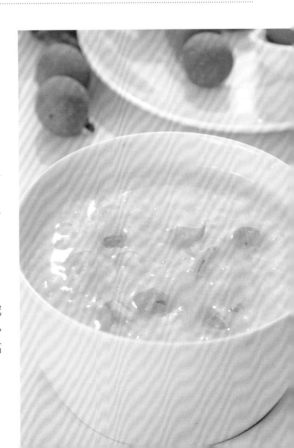

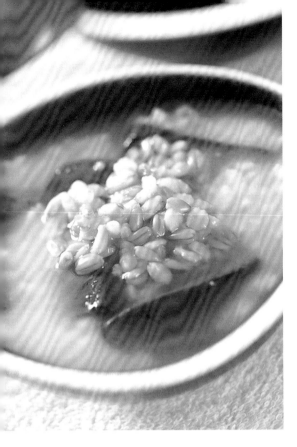

燕麦猪血粥

材料

燕麦 150 克，猪血 100 克，米酒少许

做法

1. 将猪血洗净切成小块；燕麦洗净。
2. 再将燕麦、猪血放入锅中，用大火烧开，转小火煮 1 个小时。
3. 待成粥后，加入米酒调味即可。

小贴士

　　燕麦含有高质量的膳食纤维，有降低胆固醇和血脂的功效；而猪血含有一定量的卵磷脂，能抑制低密度脂蛋白的有害作用，有防治动脉粥样硬化的作用，适合贫血、高血压、高脂血症患者食用。

香蕉松子仁双米粥

材料

香蕉 30 克，松子仁 10 克，低脂牛奶 30 毫升，大米、糯米各 50 克，胡萝卜丁、豌豆各 5 克，红糖 6 克，葱花少许

做法

1. 大米、糯米洗净，浸泡 1 个小时；豌豆洗净；香蕉去皮，切片；松子仁洗净。
2. 锅置火上，注入水，放大米、糯米、豌豆、胡萝卜丁煮至米粒开花后，加入香蕉、松子仁同煮。
3. 再加入低脂牛奶煮至粥成，调入红糖入味，撒上葱花即可。

小贴士

　　松子仁中的脂肪成分是油酸、亚油酸等不饱和脂肪酸，具有防治动脉硬化的作用；低脂牛奶富含钙，可有效降低血脂和血压。

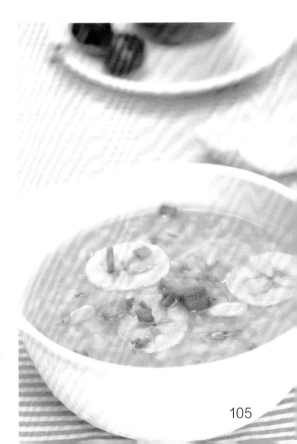

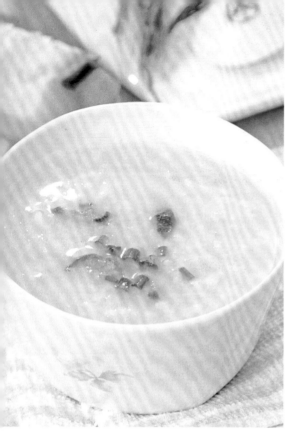

丹参山楂栝楼粥

材料

丹参、干山楂、栝楼皮各 10 克，大米 100 克，红糖 5 克，葱花少许

做法

1. 大米洗净，浸泡；干山楂用温水泡后洗净。
2. 丹参、栝楼皮洗净，用纱布袋装好并扎紧封口，放入锅中加清水熬成汁。
3. 锅置火上，放入大米煮至七成熟，再放入山楂并倒入丹参、栝楼汁煮至粥将成，加入红糖调味，撒上葱花便可。

小贴士

　　本品具有活血化淤、疏肝行气、健脾消食的功效，可用于痰淤阻络型高脂血症、胸胁刺痛、肝郁血淤型月经不调以及肝气犯脾型食欲不振、食积腹胀等症。丹参、山楂都有降低血压和血清胆固醇的功效。

山药白扁豆粥

材料

山药 25 克，白扁豆、莱菔子各 20 克，泽泻 10 克，大米 100 克，盐 2 克，味精 1 克，香油 5 毫升，葱少许

做法

1. 白扁豆、莱菔子、泽泻均洗净；山药去皮洗净，切小块；葱洗净，切花；大米洗净。
2. 锅内注水，放入大米、白扁豆、莱菔子、泽泻，用大火煮至米粒绽开，放入山药。
3. 改用小火煮至粥成，放入盐、味精、香油调味，撒上葱花即可食用。

小贴士

　　此粥具有补脾和中、祛湿化痰的功效，可用于脾虚湿盛以及痰湿阻滞型高脂血症，症见头痛如裹、闷重、头晕目眩、平日痰多、身体酸重等症。

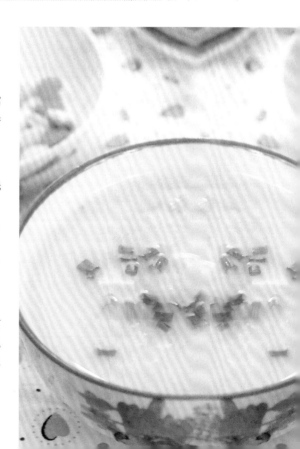

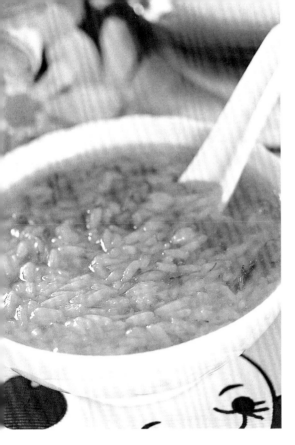

红花糯米粥

材料

红花、桃仁各 10 克，糯米 100 克，红糖适量

做法

1. 将红花、桃仁、糯米均洗净，桃仁放入纱布袋中。
2. 糯米、纱布袋放入净锅中，加水煎煮 30 分钟。
3. 锅中再加入红糖煮成粥，捞出纱布袋即可。

小贴士

本品具有活血化淤、理气止痛的功效，可用于气滞血淤型高脂血症，还能预防动脉硬化、脑卒中等并发症。此外，本品还可用来治疗血淤型胃痛、痛经、小腹刺痛等症。红花又称为草红、刺红花、草红花，具有活血通经、祛淤止痛的功效，主治癥瘕、淤血作痛、痈肿、跌打损伤。红花还用于眼科清热消炎，可治目赤红肿。

何首乌枸杞子粥

材料

何首乌 12 克，枸杞子 15 克，大米 100 克，盐 2 克，葱少许

做法

1. 何首乌洗净，入锅，倒入一碗水熬至半碗，去渣待用；枸杞子洗净；葱洗净，切花。
2. 锅置火上，注水后，放入洗净的大米，用大火煮至米粒绽开。
3. 倒入何首乌汁，放入枸杞子，改用小火熬至粥成，放入盐调味，撒上葱花即可。

小贴士

常食此粥，可以滋阴养血、补养肝肾，适合肝肾阴虚型高脂血症伴腰膝酸软、头晕耳鸣的患者食用。此外，此粥还能预防头发早白、脱发等症状。

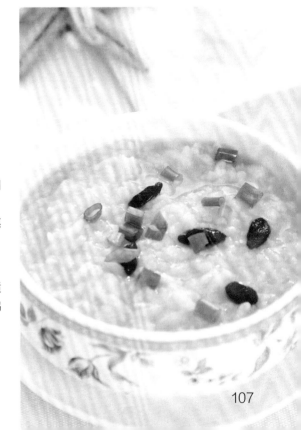

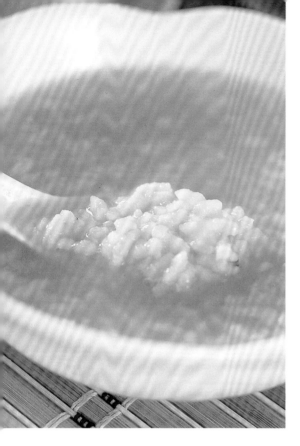

干姜薏米粥

材料

干姜 6 克，艾叶 10 克，薏米 30 克，大米 50 克，红糖适量

做法

1. 将艾叶洗净，与干姜用水煎取汁，薏米、大米洗净备用。
2. 将薏米、大米放入锅中，加适量水煮粥，至八成熟，入药汁同煮至熟。
3. 加入红糖调匀即可。

小贴士

薏米含有丰富的水溶性纤维素，可以降低血液中胆固醇及甘油三酯的含量，能有效预防高血压、高脂血症、中风、心血管疾病以及心脏病的发生。

茯苓白术粥

材料

茯苓 30 克，白术 15 克，大米 100 克，红枣 3 颗，蜂蜜适量

做法

1. 先将洗净的红枣用小火煮烂。
2. 红枣连汤一起放入煮好的大米粥内。
3. 茯苓、白术洗净磨成粉，再加入粥中煮沸，晾凉后调入蜂蜜即可。

小贴士

白术有健脾益气、燥湿利水的功效。本品具有健脾补中、利水渗湿、安神养心的功效，适用于脾胃虚弱型慢性肝炎、高脂血症、肥胖症、水肿等症。

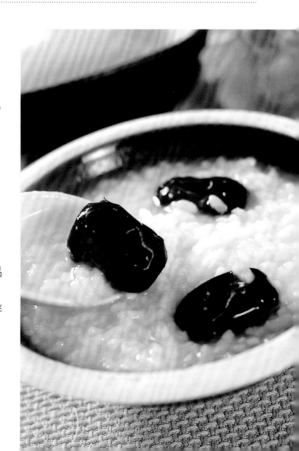

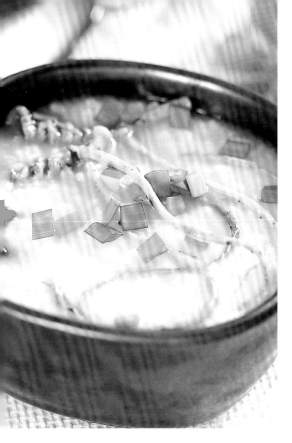

人参蜂胶粥

材料

人参3克，蜂胶15克，韭菜5克，大米100克，生姜2片

做法

1. 将人参置清水中浸泡一夜；韭菜切末备用。
2. 将泡好的人参连同泡参水与洗净的大米一起放入砂锅中，小火煨粥。
3. 待粥将熟时放入蜂胶、生姜片、韭菜末调匀，再煮片刻即可。

小贴士

　　人参大补元气，韭菜补肾壮阳、降脂降压，大米健脾补虚，蜂胶补益五脏，并能降糖、降脂、降压。本品适合体质虚弱、元气虚衰的高脂血症和高血压患者食用。

银耳红枣粥

材料

银耳50克，红枣10克，大米100克，冰糖10克，枸杞子适量

做法

1. 银耳用冷水浸泡，泡发捞出，撕成小块。
2. 红枣、大米、枸杞子淘洗干净，将大米放在锅内，加水后煮成粥。
3. 待粥快煮熟时，将红枣、枸杞子和泡好的银耳放入锅内继续炖煮，至粥煮熟即可关火，添加适量的冰糖即可食用。

小贴士

　　银耳中富含矿物质及肝糖，不但能降低血压和血脂，还能加强营养，改善患者体质，红枣有降血脂的功效，二者搭配，食疗效果显著。

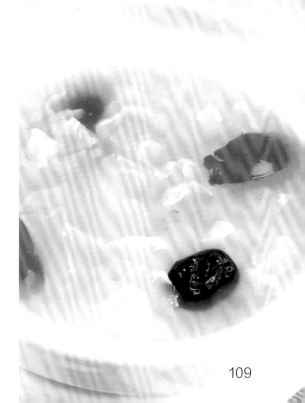

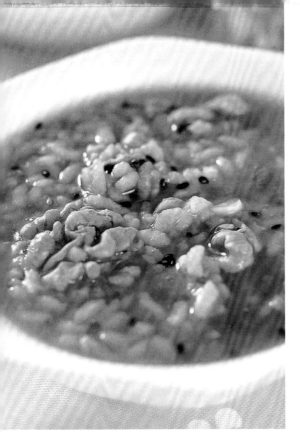

黑芝麻果仁粥

材料

熟黑芝麻10克，核桃仁、杏仁各15克，大米100克，冰糖适量

做法

1. 将杏仁洗净；核桃仁去皮；大米洗净后，用水浸泡1个小时。
2. 锅置火上，放入适量清水与大米，大火煮开后转小火，熬煮20分钟。
3. 加入核桃仁、杏仁、冰糖，继续用小火熬煮30分钟，粥煮好后加入熟黑芝麻即可。

小贴士

本品的果仁中富含亚油酸等不饱和脂肪酸，有降低胆固醇的作用，并且还含有维生素E，可有效地保护心血管，防止动脉硬化。

胡萝卜榛子粥

材料

桂圆肉、榛子肉、胡萝卜各适量，大米100克，白糖15克

做法

1. 大米泡发洗净；胡萝卜去皮洗净，切小块；桂圆肉、榛子肉洗净。
2. 锅置火上，注入清水，放入大米用大火煮至米粒绽开。
3. 放入桂圆肉、榛子肉、胡萝卜，改用小火煮至粥成，调入白糖即可食用。

小贴士

桂圆可降低胆固醇增加冠脉血流量；榛子含有 β－谷甾醇，能够抑制人体对胆固醇的吸收，促进胆固醇降解代谢，对冠心病、动脉粥样硬化等有显著的预防和治疗效果。本品具有补气健脾、养血补虚、降脂护心等功效。

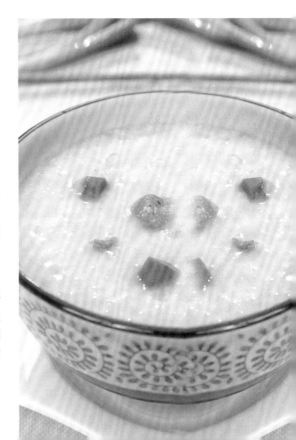

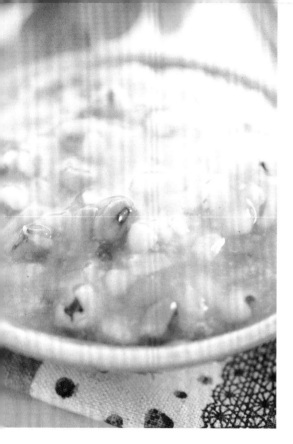

绿豆粥

材料

绿豆 50 克，大米 100 克，白糖适量

做法

1. 先将绿豆洗净，再以温水浸泡 2 个小时左右。
2. 然后与洗净的大米同入砂锅内，加适量水。
3. 煮至绿豆烂大米开汤稠时，加入白糖即可。

小贴士

　　绿豆富含蛋白质和多种维生素，以及钙、铁等元素，有抑制血脂上升，降低血压、血脂的功效，可有效地防止动脉粥样硬化，并且还能清热解毒，解暑止渴，利尿通淋。

半夏薏米粥

材料

半夏 15 克，薏米 100 克，百合 10 克，冰糖适量

做法

1. 将半夏、百合分别洗净；薏米洗净，浸泡 1 个小时，备用。
2. 置锅于火上，锅中加水烧开，倒入薏米煮至半熟，再倒入半夏、百合，用小火煮至薏米熟透。
3. 最后加入适量冰糖调味即可。

小贴士

　　薏米利水降脂、健脾益气，适合肥胖症以及高脂血症患者食用，薏米还能健脾和胃。本品尤其适合脾虚湿盛型高脂血症、高血压、肥胖症、水肿、消化不良等患者。

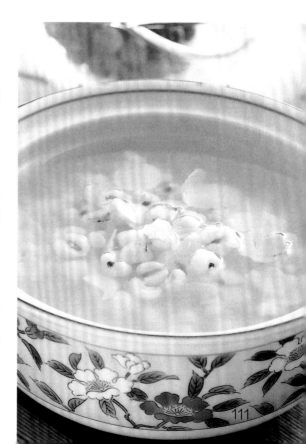

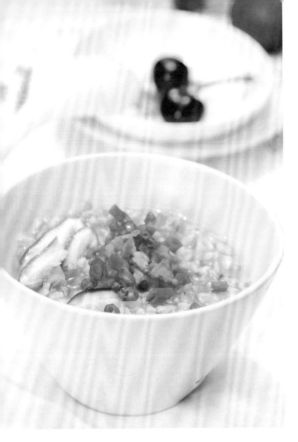

香菇燕麦粥

材料
香菇、白菜各适量，燕麦片60克，盐2克，葱8克

做法
1. 燕麦片泡发洗净；香菇泡发洗净，切片；白菜洗净，切丝；葱洗净，切花。
2. 锅置火上，倒入清水，放入燕麦片，以大火煮开。
3. 加入香菇、白菜同煮至浓稠状，调入盐拌匀，撒上葱花即可。

小贴士
本品能健脾润肠、降脂降压，非常适合高脂血症、高血压及心脑血管疾病患者食用。燕麦含有的粗纤维可以促进肠胃蠕动，搭配香菇，是高脂血症患者的食疗佳品。

黑米黑豆莲子粥

材料
糙米40克，燕麦30克，黑米、黑豆、赤小豆、莲子各20克，白糖5克

做法
1. 糙米、黑米、黑豆、赤小豆、燕麦分别用清水洗净，入清水中泡发；莲子洗净，去心。
2. 砂锅置火上，加入适量清水，放入糙米、黑豆、黑米、赤小豆、莲子、燕麦。
3. 以大火煮沸后转小火煮至粥呈浓稠状，调入白糖拌匀即可。

小贴士
黑米具有清除自由基、改善缺铁性贫血、抗应激反应以及调节免疫等多种生理功能，黑米中的黄酮类化合物能维持血管正常渗透压，适宜高血压、高脂血症等患者食用。

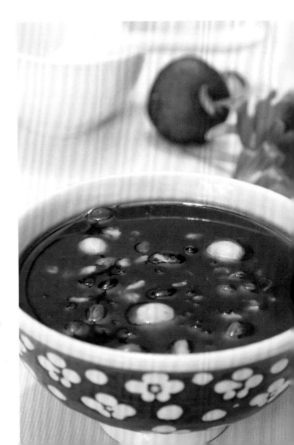

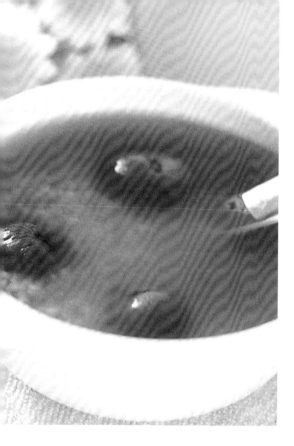

桂圆小米粥

材料

桂圆肉 30 克，小米 100 克，红糖 20 克

做法

1. 将桂圆肉洗净备用；小米放入清水中淘洗干净备用；将桂圆肉与淘洗干净的小米一起放入锅内。
2. 锅置火上，往锅内注入适量清水，用大火烧开后转小火熬煮成粥。
3. 最后调入红糖，煮至红糖溶化，轻轻搅匀使味道均匀即可。

小贴士

　　桂圆有降低血脂、增加冠状动脉血流量的作用，对心血管疾病有防治作用，而小米具有健胃、养胃的功效，二者搭配起来具有很好的食疗功效。

蒜醋米粥

材料

米醋 10 毫升，蒜 50 克，大米 100 克，枸杞子 10 克，白糖 5 克

做法

1. 将大米、枸杞子洗净，蒜去皮捣成泥状。
2. 锅中加水，将大米与蒜泥放在锅中煮粥。
3. 待粥煮好后，加入白糖、枸杞子和米醋调味，搅拌均匀即可食用。

小贴士

　　本品具有滋阴、补虚、降压、降脂的功效，一定要等到粥煮好后再加白糖食用。此粥不适合目赤肿痛者食用。此外，脾胃虚弱、患有胃炎及十二指肠溃疡的老年人也不宜食用。

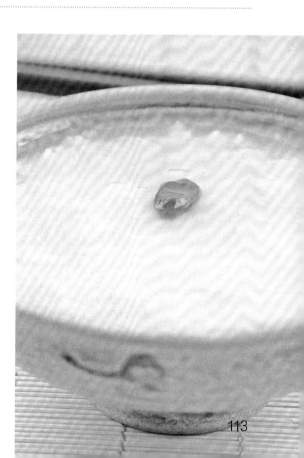

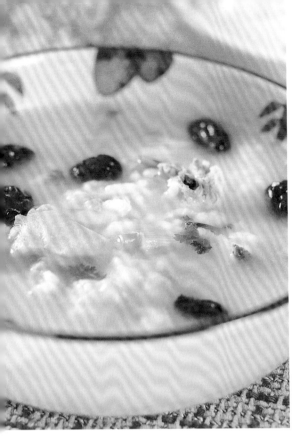

葱白红枣鸡肉粥

材料

红枣 10 颗，葱白丝、香菜段、生姜片各 10 克，鸡肉、大米各 100 克，盐适量

做法

1. 将大米、红枣洗净；鸡肉洗净切粒备用。
2. 将红枣、大米、生姜片、鸡肉粒放入锅中煮半个小时左右。
3. 待粥成，再加入葱白丝、香菜段，加盐调味即可。

小贴士

　　红枣富含维生素 C，可有效降低血液中胆固醇的含量，软化血管。大米中有很多的纤维素，可以促进肠道蠕动，二者搭配，具有降血脂、健脾养胃的功效。

赤小豆麦片粥

材料

赤小豆 30 克，燕麦片 20 克，大米 70 克，白糖 4 克

做法

1. 大米、赤小豆均泡发洗净；燕麦片洗净。
2. 锅置火上，倒入清水，放入大米、赤小豆煮开。
3. 加入燕麦片同煮至浓稠状，调入白糖拌匀即可。

小贴士

　　赤小豆富含膳食纤维、维生素 E、锌、钾、镁等活性成分，能降低血糖和血脂，且赤小豆中所含的热量偏低，是糖尿病和高脂血症患者的理想食物。

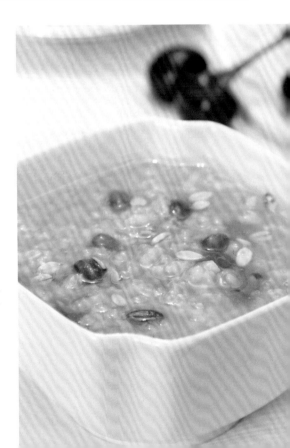

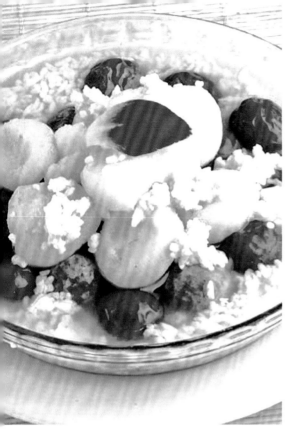

马蹄红枣米酒粥

材料

马蹄 120 克，红枣 60 克，糯米 60 克，冰糖 15 克

做法

1. 马蹄冲洗干净后，沥干水分，将皮去掉备用。
2. 红枣洗净后，去核；糯米淘洗干净，清水中浸泡 1 个小时备用。
3. 锅中加水，将糯米和红枣倒入，大火煮开。
4. 煮沸几分钟后，倒入马蹄和冰糖，煮至糯米软烂即可。

小贴士

马蹄是低脂肪、低胆固醇的食物，具有利水降脂的功效，红枣中的有效成分也可以降低胆固醇，二者搭配煮粥，非常适合高脂血症患者食用。

豆浆南瓜球

材料

南瓜 50 克，黑豆 200 克，白糖 10 克

做法

1. 黑豆洗净、泡水 8 个小时，放入豆浆机搅打，倒入锅，煮沸，滤取汤汁，即成黑豆浆。
2. 南瓜削皮洗净，用挖球器挖成圆球，放入滚水煮熟，捞起沥干。
3. 南瓜球、黑豆浆、白糖拌匀即可食用。

小贴士

本品中南瓜含有多糖、类胡萝卜素、矿物质元素、氨基酸和活性蛋白等多种对人体有益的成分，还有清热利尿、润肠通便、降血压、降血脂、美容养颜等功效，并且黑豆不仅可以降低胆固醇和血压，还能益智补脑、补肾润肠，所以本品非常适合高血压、糖尿病、高脂血症等患者以及老年人食用。

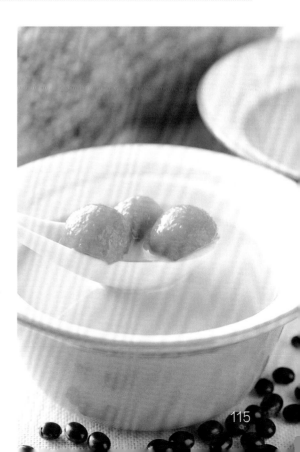

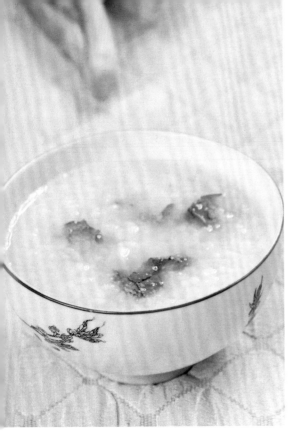

荠菜粥

材料

鲜荠菜 90 克，大米 100 克，盐适量

做法

1. 将鲜荠菜用清水洗净，切成 2 厘米长的节。
2. 将大米淘洗干净，放入锅内，大火煮开后，转小火煮至将熟。
3. 把切好的荠菜放入锅内，续煮至熟，以盐调味即可。

小贴士

荠菜可降低血液及肝脏内胆固醇和甘油三酯的含量，大米煮粥可起到养胃护胃的作用，二者搭配，适宜肠胃不适的高脂血症患者食用。

黄精陈皮粥

材料

黄精、干桑葚各 10 克，陈皮 3 克，大米 100 克，白糖 8 克，葱花少许

做法

1. 黄精、干桑葚洗净；陈皮洗净，浸泡发透后，切成细丝；大米洗净，泡发。
2. 锅置火上，注入适量清水后，放入大米，用大火煮至米粒完全绽开。
3. 放入黄精、桑葚、陈皮，用小火熬至粥成，闻见香味时，放入白糖调味，撒上葱花即可。

小贴士

陈皮可以降低沉积在动脉血管中的胆固醇和甘油三酯，有助于使动脉粥样硬化发生逆转。将陈皮加入粥中，在降低血脂的同时，还能健脾养胃。

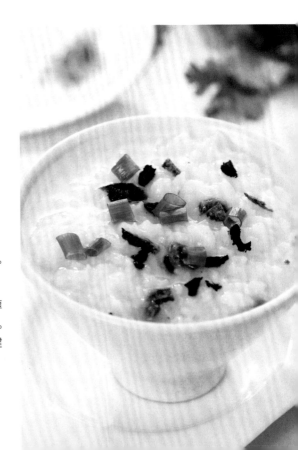

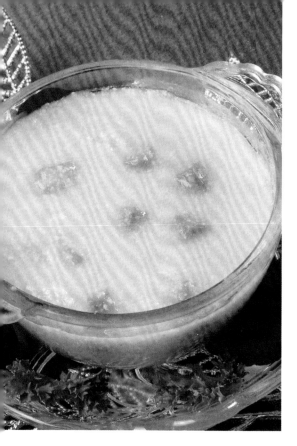

南瓜小米粥

材料

小米 100 克，南瓜 250 克，冰糖适量

做法

1. 小米用清水洗净，然后放水中浸泡 15 分钟，沥水。
2. 南瓜洗净后，去皮切成小块状。
3. 汤锅置于火上，倒入适量清水，下小米，大火煮开。
4. 然后加入南瓜丁，小火慢熬，熬至南瓜和小米软烂，加冰糖即可。

小贴士

　　本品具有降血脂、降血压、安神的功效。煮粥时先用大火烧开，再转至小火，如果锅内有浮沫，要先撇去浮沫，喜欢甜食者可待粥煮至黏稠时加入一些冰糖。

橘皮豆腐浆

材料

豆腐 1 块，豆浆 300 毫升，盐、橘皮各适量

做法

1. 豆浆入锅，豆腐洗净，切块下锅，加盐以小火慢煮。
2. 橘皮洗净切末。
3. 待豆浆煮滚，即可熄火盛碗，撒上橘皮末，即可食用。

小贴士

　　豆腐、豆浆能起到清理血管、促进毒素排泄、预防高脂血症与高血压、保健及修复细胞结构、储备体能、快速恢复体力的作用，这道菜还能促进消化、改善食欲。

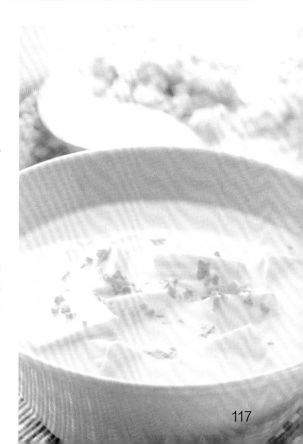

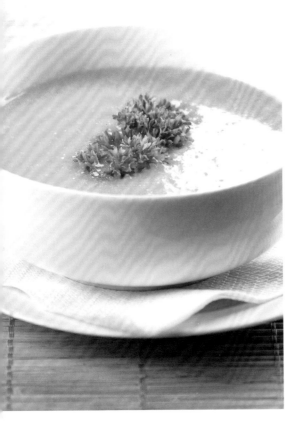

玉米山药粥

材料
山药 100 克，玉米糁 100 克，蜂蜜 10 毫升

做法
1. 山药去皮，然后洗净切成小丁。
2. 玉米糁用清水淘洗数次至干净。
3. 将山药、玉米糁放在锅中，加清水熬煮 1 个小时。
4. 煮熟后根据自己的口味添加适量的蜂蜜，也可用冰糖代替蜂蜜。

小贴士
　　本品具有补血、降压、降脂的功效。玉米糁可用凉水浸泡，静放后把水连同上面的杂质一起去掉，如此反复几次便可以把玉米糁淘洗干净。山药含有皂苷、胆碱等多种成分。皂苷能够降低胆固醇和甘油三酯，对高血压和高脂血症等病症有改善作用。

杏仁核桃仁牛奶饮

材料
杏仁 35 克，核桃仁 30 克，牛奶 250 毫升，白糖 10 克

做法
1. 杏仁、核桃仁放入清水中洗净。
2. 将杏仁、核桃仁、牛奶放入炖锅内，加清水后将炖锅置火上烧沸。
3. 再用小火熬煮 25 分钟，加入白糖即成。

小贴士
　　杏仁和核桃仁富含多种不饱和脂肪酸，对高脂血症和高血压患者大有益处，还可润肺止咳、润肠通便、补脑益智，常食本品不仅能稳定血脂和血压，预防动脉硬化，还可预防阿尔茨海默病。

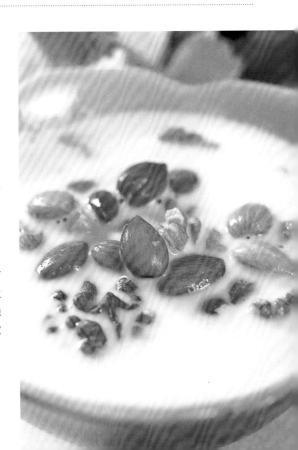

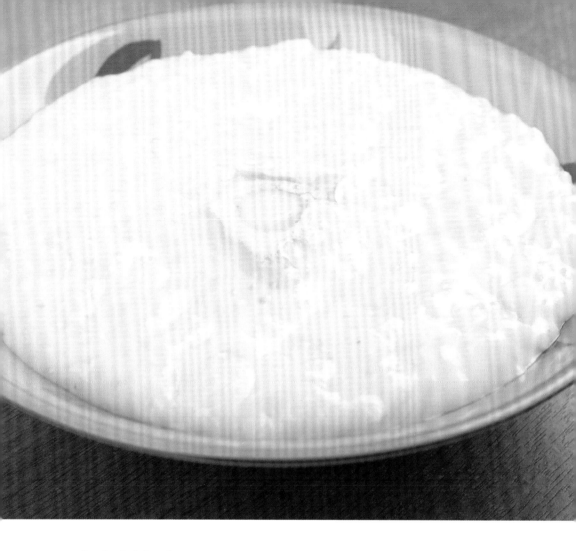

百合川芎粥

材料

茯苓、滑石粉各10克，大米60克，炒酸枣仁、生地黄、知母、川芎各6克，百合30克

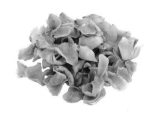

百合： 养阴润肺，清心安神

做法

1. 取出砂锅，加入适量的水，将除大米外的所有材料放入，熬制40分钟。
2. 熬好之后，用细纱布沥出药汁，并去除渣滓。
3. 汤锅置于火上，将药汁倒入锅中，加入少量的开水，倒入大米，大火煮开。
4. 煮沸后，转用小火熬制半小时左右即可。

小贴士

百合有养阴润肺、清心安神的功效，适合阴虚型的高脂血症患者食用，大米煮粥可以健脾养胃，本粥尤其适合中老年人食用。

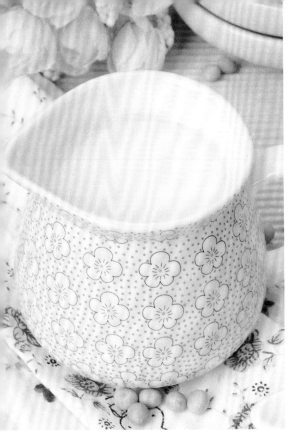

荞麦大米豆浆

材料

黄豆 250 克，大米、荞麦各 25 克，水适量

做法

1. 黄豆泡软，捞出洗净；大米、荞麦淘洗干净，用清水浸 2 个小时。
2. 将黄豆、大米和荞麦放入豆浆机中，加入适量水。
3. 搅打成豆浆，煮沸后滤出即可。

小贴士

　　本品具有益胃健脾、降低血脂的功效，适合脾胃虚弱、食少腹胀者以及高脂血症患者食用。黄豆浆中富含大豆皂苷，不含胆固醇，可有效降低人体胆固醇及抑制体内脂肪发生过氧化现象，可有效抑制血栓形成。荞麦中富含烟酸和膳食纤维，可有效降低血中胆固醇和血脂，常食可预防心脑血管疾病的发生。

百合赤小豆豆浆

材料

赤小豆 20 克，大米 30 克，百合 25 克，冰糖 5 克

做法

1. 赤小豆用清水泡软，捞出洗净；大米淘洗干净浸泡 1 个小时；百合洗净。
2. 将赤小豆、大米和百合放入豆浆机中，添水搅打成豆浆并煮沸。
3. 滤出豆浆，加入冰糖拌匀即可。

小贴士

　　本品具有滋阴润肺、养心安神、清热利尿、消脂瘦身等功效，适合肺虚咳嗽、失眠多梦、小便涩痛、高脂血症、肥胖症等患者食用。赤小豆一定要熟吃，因为在生豆类中有一种叫抗胰蛋白酶的成分，可影响蛋白质的消化吸收，引起腹泻。

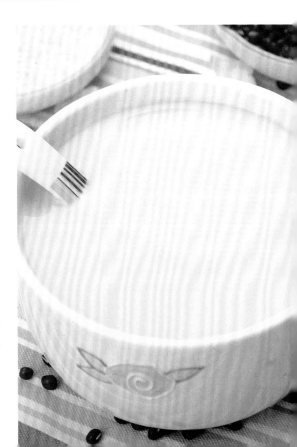

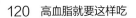

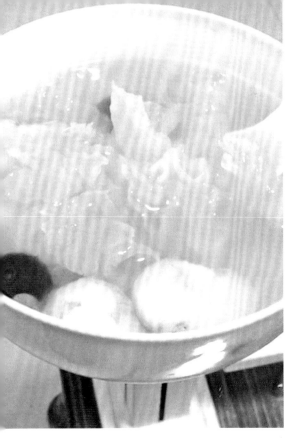

葛根炖银耳

材料

葛根粉 15 克，银耳 15 克，马蹄 3 个，枸杞子 5 颗，红枣 3 颗

做法

1. 银耳用温水泡发，去除蒂和黄色的部分，切成小朵备用；葛根粉用少量水泡湿。
2. 取出汤锅，加入适量的清水，大火煮沸，将葛根粉淋入锅中，轻轻搅拌。
3. 再次煮开后，加入银耳、马蹄、枸杞子、红枣，小火炖煮半小时左右即可。

小贴士

　　银耳中富含的卵磷脂可使体内脂肪呈液质状态，有利于脂肪在体内完全消耗，可抑制血脂和胆固醇在体内沉积，适合高脂血症患者食疗养生之用。

燕麦小米豆浆

材料

黄豆、燕麦、小米各 30 克，白糖 3 克

做法

1. 黄豆、小米用清水泡软，捞出洗净；燕麦洗净。
2. 将泡软的黄豆、燕麦、小米放入豆浆机中，加入适量水搅打成豆浆，并用小火煮熟。
3. 滤出豆浆，加入白糖搅拌调味即可。

小贴士

　　此粥有降低胆固醇、健脾利水、消肿降脂的功效，营养十分丰富，含有大量的 B 族维生素，对人体的生长发育和新陈代谢有明显的促进作用。黄豆富含卵磷脂，可降低胆固醇，消脂减肥，所以本品尤其适合体型肥胖的高脂血症患者食用。

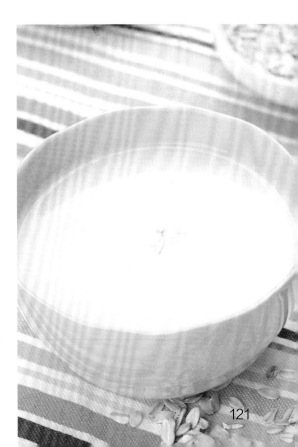

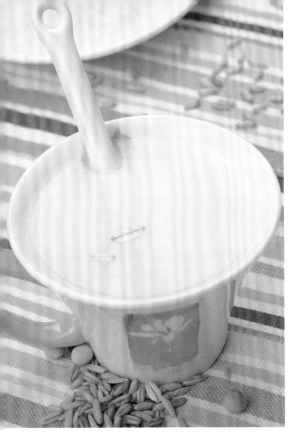

燕麦煮牛奶

材料

脱脂牛奶 200 毫升，燕麦 40 克，黄豆 30 克，白糖适量

做法

1. 将黄豆洗净，用清水泡至发软；燕麦淘洗干净，备用。
2. 将黄豆、燕麦放入豆浆机中，加适量水搅打成浆，烧沸后加入脱脂牛奶滤出。
3. 调入适量白糖即可。

小贴士

　　燕麦是很好的粗粮，它是富含皂苷素的作物，可以调节人体的肠胃功能，降低胆固醇，因此经常食用燕麦，可以有效预防高脂血症、高血压和心脑血管疾病。

蛋清玉米浆

材料

玉米浆 300 克，鸡蛋清 2 个，黄酒 10 毫升，白糖 2 克，菱粉 75 克

做法

1. 鸡蛋清打散备用。
2. 锅置火上，倒入玉米浆、黄酒烧开后用菱粉勾成薄芡，淋入鸡蛋清。
3. 调入白糖调味即可起锅。

小贴士

　　玉米含丰富的粗纤维、钙、镁、硒等物质以及磷卵脂、维生素 E、亚油酸等，这些成分都具有降低血液中胆固醇的作用，鸡蛋清富含卵磷脂，也可以降低胆固醇。

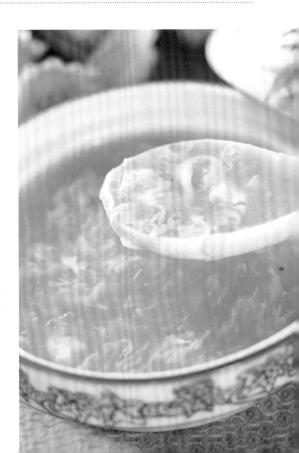

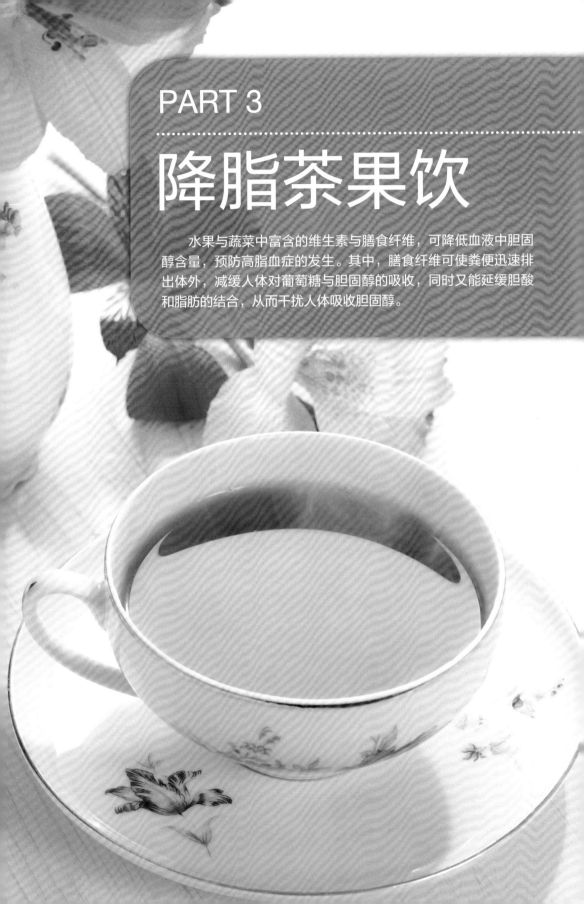

PART 3

降脂茶果饮

水果与蔬菜中富含的维生素与膳食纤维，可降低血液中胆固醇含量，预防高脂血症的发生。其中，膳食纤维可使粪便迅速排出体外，减缓人体对葡萄糖与胆固醇的吸收，同时又能延缓胆酸和脂肪的结合，从而干扰人体吸收胆固醇。

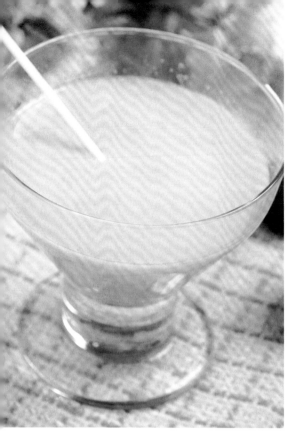

桑葚猕猴桃奶

材料

桑葚 80 克，猕猴桃 1 个，牛奶 150 毫升

做法

1. 将桑葚洗干净、猕猴桃洗干净，去掉外皮，切成大小适中的块。
2. 将桑葚、猕猴桃放入果汁机内，加入牛奶，搅拌均匀即可。

小贴士

　　本品富含果胶和维生素 C，可抑制胆固醇在动脉内壁的沉积，从而有助于防治动脉硬化，还可改善心肌功能，对防治心脏病、高脂血症有一定的食疗作用。此外，其还能滋补肝肾，增强胃肠蠕动功能，有效预防便秘。

西蓝花葡萄汁

材料

西蓝花 90 克，梨 1 个，葡萄 200 克，冰块适量

做法

1. 西蓝花洗净切块；葡萄洗净。
2. 梨洗净，去皮去心，切块。
3. 把以上材料放入榨汁机中打成汁，倒入杯中，加冰块即可。

小贴士

　　葡萄可滋阴血、降血脂、降血压、健脑安神，对高血压、贫血以及高脂血症患者有很好的食疗作用。西蓝花可降压降脂、抗癌，对高血压、高脂血症和癌症等患者都有益处。梨可滋阴生津、润肺止咳。因此，高脂血症患者常食本品大有益处。

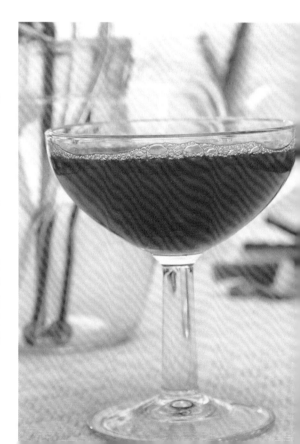

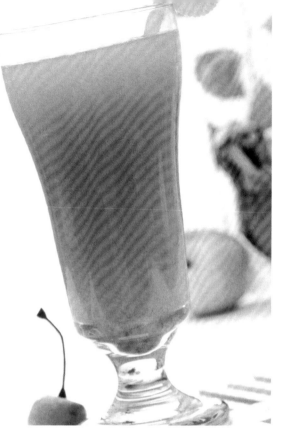

葡萄苹果汁

材料
红葡萄 150 克，红色去皮的苹果 1 个，碎冰适量

做法
1. 红葡萄洗净，切片。
2. 把红色去皮的苹果洗净切块，与红葡萄一起榨汁。
3. 碎冰倒在成品上即可。

小贴士
　　本品中葡萄与苹果均能降低人体血清胆固醇水平，并且富含能保护心血管的维生素 C，不仅可以降低血脂，还有助于预防冠心病、动脉硬化等并发症的发生。可用面粉水洗去葡萄上的脏东西，因为面粉水的黏性比较大，将葡萄往面粉水里涮一涮，葡萄上的脏东西就被黏黏的面粉水粘下来带走了。

柳橙汁

材料
柳橙 2 个，白糖适量

做法
1. 柳橙用水洗净，切成两半。
2. 把柳橙和适量水放入榨汁机挤压出柳橙汁。
3. 把柳橙汁倒入杯中，加白糖即可。

小贴士
　　本品含有丰富的维生素 C、类黄酮和柠檬素等特定的化学成分，这 3 种营养素对降低血压、血脂很有帮助。注意过多食用橙子等柑橘类水果会引起中毒，出现手、足乃至全身皮肤变黄，严重者还会出现恶心、呕吐、烦躁、精神不振等症状。

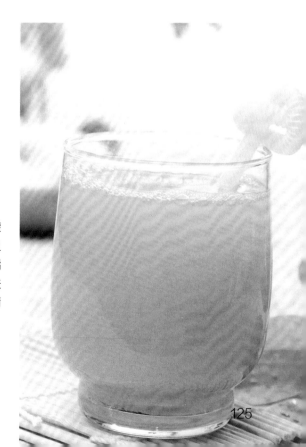

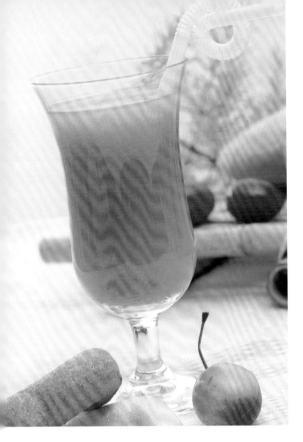

双菜酸奶

材料
生菜50克, 芹菜50克, 西红柿1个, 苹果1个, 酸奶250毫升

做法
1. 将生菜洗净, 撕成小片; 芹菜洗净, 切成段。
2. 将西红柿洗净, 切成小块; 苹果洗净, 去皮、核, 切成块。
3. 将所有材料倒入榨汁机内, 搅打成汁。

小贴士
　　本品具有降脂降压、软化血管、润肠通便、利尿通淋的功效, 适合高脂血症、高血压、便秘、少尿等患者食用。苹果最好早上吃, 中医指出人体在上午时是脾胃活动最旺盛的时候, 这时候吃水果有利于身体吸收, 晚餐后吃水果不利于消化, 吃得过多, 会使糖转化为脂肪在体内堆积。

蓝莓酸奶

材料
蓝莓200克, 酸奶200毫升, 冰块适量

做法
1. 蓝莓洗净, 对半切开。
2. 蓝莓、酸奶放入搅拌机中, 搅打均匀。
3. 最后加入冰块即可。

小贴士
　　本品具有益胃润肠、养肝明目、降低血脂的功效, 常食可促进胃肠蠕动, 预防便秘, 预防和治疗高脂血症。此外, 其不仅具有良好的营养保健作用, 还具有防止脑神经老化、软化血管、强心、抗癌、增强人体免疫力等功能。

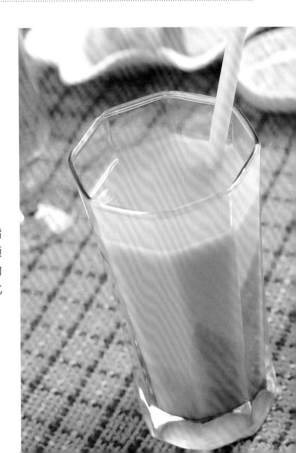

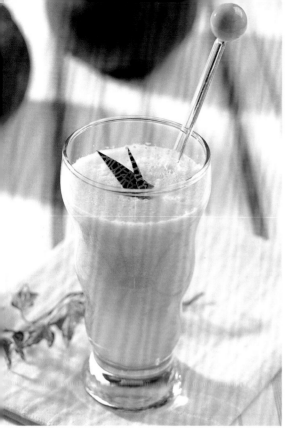

杏仁哈密瓜汁

材料

杏仁 30 克，哈密瓜 300 克，冷开水适量

做法

1. 哈密瓜用水洗净，去皮后切成块。
2. 将杏仁、哈密瓜倒入榨汁机，加少量凉开水榨出汁。
3. 把汁倒入杯中即可饮用。

小贴士

　　本品具有润肺止咳、生津止渴、降低血脂的功效，适合肺虚咳嗽、暑热烦渴、口干咽燥患者以及高脂血症、便秘等患者食用。杏仁分为甜杏仁及苦杏仁两种。甜杏仁味道微甜、细腻，多用于食用，具有润肺、止咳、滑肠等功效。苦杏仁带苦味，并有一定的毒性，多作药用，具有润肺、半喘的功效。

包菜苹果汁

材料

包菜 100 克，苹果 100 克，柠檬半个，冷开水 500 毫升

做法

1. 包菜洗净，切丝；苹果洗净，去核切块。
2. 柠檬洗净，榨汁备用。
3. 将包菜、苹果一同放入榨汁机中，加入水后榨汁，最后加入柠檬汁调味即可。

小贴士

　　包菜中含有酸性的降压成分，有明显的降压、降脂作用，同时它还含有利尿的有效成分，可消除体内的水钠潴留。柠檬可有效改善毛细血管循环，降低血脂，增加冠状动脉血流量，具有降压、强心、降血糖等作用。苹果也富含果胶和膳食纤维，可降低血脂，预防便秘。

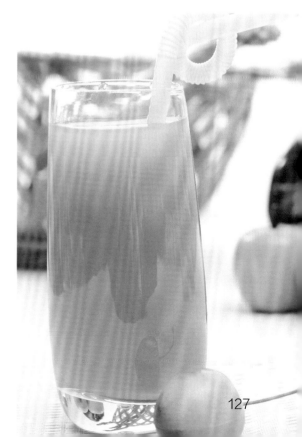

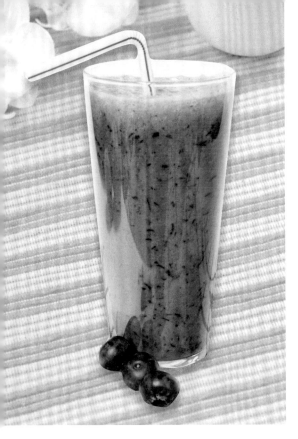

清新蓝莓汁

材料

蓝莓 300 克，冷开水适量

做法

1. 蓝莓洗净，对半切开。
2. 蓝莓放入榨汁机中，倒入适量冷开水，搅打均匀。
3. 最后倒入杯中即可。

小贴士

　　本品具有降低胆固醇、防止动脉粥样硬化、促进心血管健康、增强心脏功能、预防癌症和心脏病的作用，适合高脂血症患者食用。此外，本品还具有抗衰老抗氧化的作用。蓝莓中含有草酸盐，可与人体中的钙结合生成不溶性的草酸钙，故不宜多食。

菠菜柠檬橘汁

材料

菠菜 200 克，橘子 1 个，苹果 20 克，柠檬半个，蜂蜜 20 毫升，冷开水 240 毫升

做法

1. 将菠菜洗净，择去黄叶，切小段。
2. 橘子剥皮，撕成瓣；苹果洗净，去皮去核，切块；柠檬去皮，切小块。
3. 将所以材料放入榨汁机内搅打 2 分钟。

小贴士

　　柠檬和橘子富含维生素 C 和维生素 P，能增强血管弹性和韧性，可预防和治疗高血压、高脂血症和心肌梗死等症。菠菜和苹果都具有降低血压、软化血管、预防便秘的作用，非常适合高血压、高脂血症患者食用。

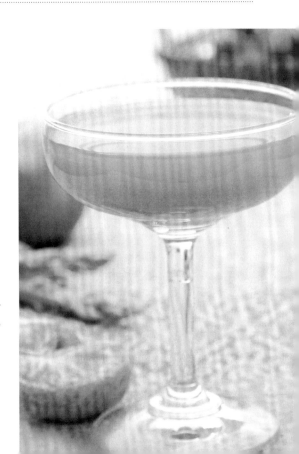

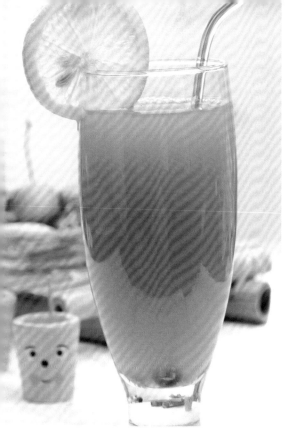

李子生菜柠檬汁

材料

生菜150克，李子、柠檬各1个，冷开水适量

做法

1. 将生菜洗净，菜叶卷成卷。
2. 将李子洗净，去核；柠檬连皮切三片，余下的柠檬用保鲜膜包好，放入冰箱保存，以备下次用。
3. 生菜、李子、冷开水、柠檬一起榨成汁即可。

小贴士

　　本品具有清热泻火、降压、降脂、润肠、养颜等功效，非常适合高血压、高脂血症、便秘、内火旺盛等患者食用。柠檬与生俱来的酸性，是很好的抗菌解毒剂，常食用柠檬有助于化解人体自身的毒素。

草莓蜂蜜汁

材料

草莓180克，豆浆180毫升，蜂蜜、冰块各少许

做法

1. 将草莓洗净，去蒂。
2. 在榨汁机内放入豆浆、蜂蜜和冰块，搅拌20秒。
3. 待冰块完全融化后，将草莓放入，搅拌30秒即可。

小贴士

　　本品对高血压、高脂血症、动脉硬化、冠心病有较好的食疗作用，除此之外，还有提高人体免疫力、延缓衰老等功效。草莓表面粗糙，不易洗净，一定要用淡盐水浸泡10分钟后再食用，既可杀菌又较易清洗。

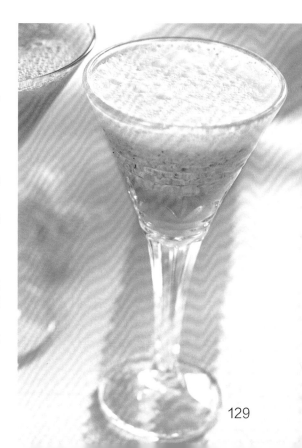

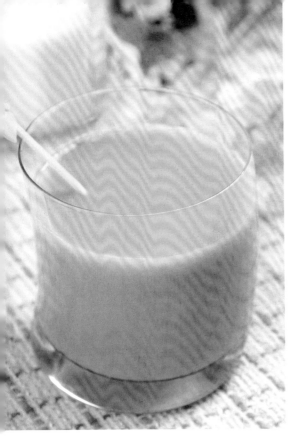

草莓柳橙汁

材料

草莓10颗，柳橙1个，鲜奶90毫升，蜂蜜30毫升，碎冰60克

做法

1. 草莓洗净，去蒂，切成块。
2. 柳橙洗净，对切压汁。
3. 将除碎冰外的材料放入搅拌机内，快速搅30秒，最后加入碎冰。

小贴士

　　草莓富含果胶和膳食纤维，能有效降低血脂，柳橙富含维生素C，能有效软化血管，预防心脑血管疾病。本品具有清热利尿、润肠通便、益胃健脾、降脂降压、美容养颜等功效，适合小便短赤、大便干燥、胃阴亏虚以及高脂血症、高血压等患者食用。

包菜猕猴桃柠檬汁

材料

包菜150克，猕猴桃2个，柠檬半个，冷开水适量

做法

1. 将包菜放进清水中彻底洗干净，卷成卷。
2. 猕猴桃洗净，去皮，切块，备用；柠檬洗净，切片，备用。
3. 将所有材料放入榨汁机中榨汁即可。

小贴士

　　本品具有降血压、降血脂、软化血管的功效。柠檬富含维生素C和维生素P，有降低血脂和血压、预防心脑血管疾病的作用。猕猴桃富含维生素C和果胶成分，能有效降低血中胆固醇浓度，软化血管，预防心脑血管疾病。

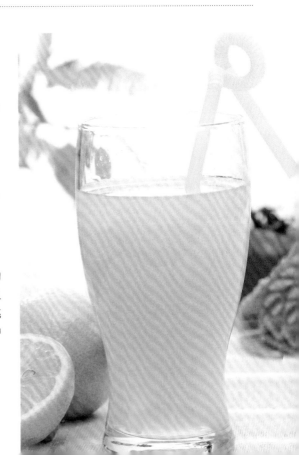

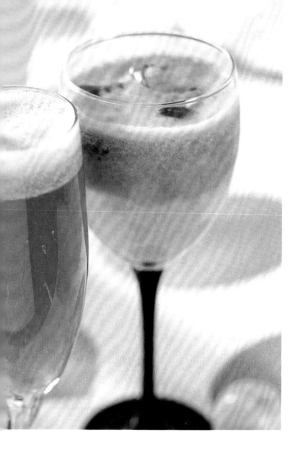

韭菜柳橙汁

材料

韭菜 70 克，香瓜 80 克，柳橙 1 个，柠檬 1 个，冷开水适量

做法

1. 柠檬洗净，切块；柳橙去皮和籽；香瓜去皮和籽，切块。
2. 韭菜洗净，折弯曲后备用。
3. 将柠檬、柳橙、韭菜、香瓜、冷开水放入榨汁机里榨成汁即可。

小贴士

　　柳橙能增强人体抵抗力，增强毛细血管的弹性，降血脂和降血压。香瓜富含钾和膳食纤维，可有效降低血中胆固醇，有效降低血压，柠檬也可降压降脂。所以高脂血症、高血压、动脉硬化患者常食本品可改善全身症状。

苹果橘子油菜汁

材料

苹果半个，橘子 1 个，油菜 50 克，菠萝 50 克，冷开水 200 毫升

做法

1. 将油菜洗净；橘子、菠萝去皮，苹果去皮去籽，均以适当大小切块。
2. 将所有材料放入榨汁机中一起搅打成汁。
3. 最后滤出果肉即可。

小贴士

　　苹果含有大量的果胶，可以降低血中胆固醇的含量，具有很好的降血脂作用；还富含维生素 C，可软化血管，预防动脉硬化。油菜富含膳食纤维，可促进胃肠道蠕动，减少肠道对脂肪和胆固醇的吸收。

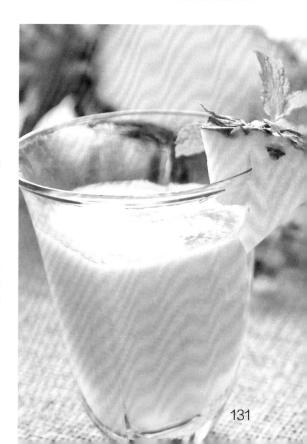

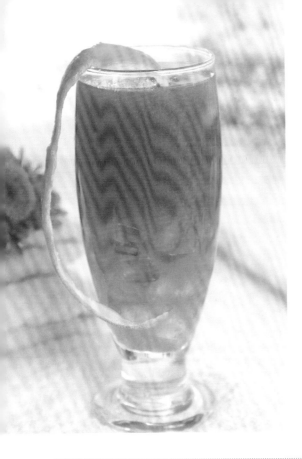

芹菜橘子哈密瓜汁

材料

芹菜、橘子各 100 克，哈密瓜 200 克，西红柿 50 克，蜂蜜、冷开水各少许

做法

1. 将哈密瓜、橘子均去皮、去籽，切块；芹菜洗净，切小段；西红柿洗净，切薄片备用。
2. 将哈密瓜、橘子、芹菜、西红柿放入榨汁机中，加入冷开水榨汁。
3. 最后加入蜂蜜调味即可。

小贴士

　　芹菜中含有丰富的挥发油、甘露醇等，能促进肠道胆固醇的排泄，减少人体对脂肪的吸收，从而降低血脂。橘子、西红柿均富含维生素 C，可有效降低血脂、软化血管，对高脂血症以及心脑血管疾病患者大有益处。

胡萝卜西瓜汁

材料

胡萝卜 200 克，西瓜 300 克，蜂蜜 20 毫升，柠檬汁 10 毫升

做法

1. 将西瓜去皮、籽，切成小块；将胡萝卜洗净，切块。
2. 将西瓜和胡萝卜放入榨汁机中，榨成汁。
3. 加入蜂蜜与柠檬汁，拌匀即可。

小贴士

　　本品清热泻火、利尿降脂，常食本品可有效降低血脂、血压，尤其适合内火旺盛的高脂血症患者食用。成熟的西瓜，敲起来会发出比较沉闷的声音，不成熟的西瓜敲起来声脆，一般规律是"闷声"为熟瓜。

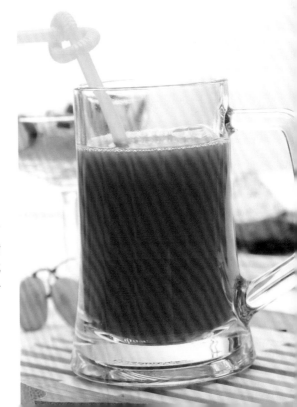

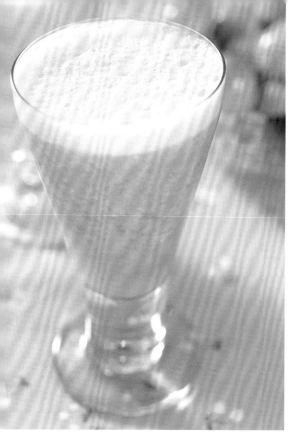

香蕉苦瓜苹果汁

材料

香蕉1根，苦瓜100克，苹果50克，冷开水100毫升

做法

1. 香蕉去皮，切成小块；苹果洗净，去皮，去核，切小块。
2. 将苦瓜洗净去籽，切成大小适当的块。
3. 将全部材料放入搅拌机内搅打成汁即可。

小贴士

　　苹果富含钾和膳食纤维，可有效降低血中胆固醇。香蕉中富含膳食纤维和维生素C，可促进胃肠蠕动，预防便秘，还有利水减脂的作用；苦瓜富含维生素C，可减少低密度脂蛋白及甘油三酯含量，增加高密度脂蛋白含量。

香蕉燕麦牛奶

材料

香蕉1根，即食燕麦80克，牛奶200毫升

做法

1. 将香蕉去皮，切成小段。
2. 将香蕉、即食燕麦、牛奶放入榨汁机内，搅打成汁即可。

小贴士

　　本品中燕麦有降低血管和肝脏中的胆固醇、甘油三酯的作用，香蕉有抑制血压升高的作用，牛奶可滋阴润燥，补中益气，常食本品有助于防治高血压、高脂血症、高胆固醇血症。

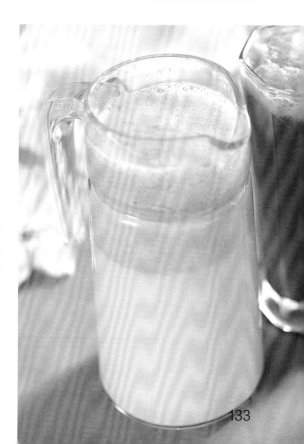

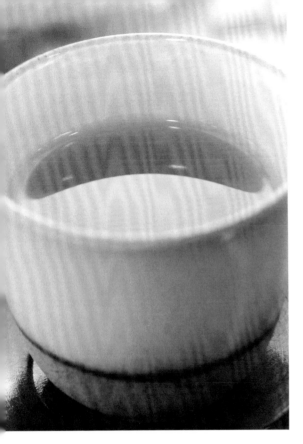

蜂胶红茶

材料

蜂胶 15 克，红茶 250 毫升，冰块适量

做法

1. 将冰块放入杯内大约 2/3 满。
2. 红茶放凉，倒入杯内。
3. 加入蜂胶，最后将盖子盖上，摇匀即可饮用。

小贴士

　　蜂胶能促进心脑和血管功能，对肝脏有保护作用，能促使肝细胞再生，对高脂血症引起的脂肪肝有一定的抑制作用。红茶可防治心肌梗死、强壮心肌、降低血糖值和血压，所以本品适合高脂血症、糖尿病、高血压患者饮用。

菊花决明子饮

材料

菊花 10 克，决明子 15 克，水适量

做法

1. 先将决明子洗净，打碎；菊花洗净。
2. 将菊花、决明子、水一同放入锅中煎煮。
3. 过滤，取汁饮用即可。

小贴士

　　本品具有清肝明目、清热排毒、润肠通便、降压、降脂等功效，可用于肝火旺盛所致的目赤肿痛、便秘、高血压、高脂血症、肥胖症等。

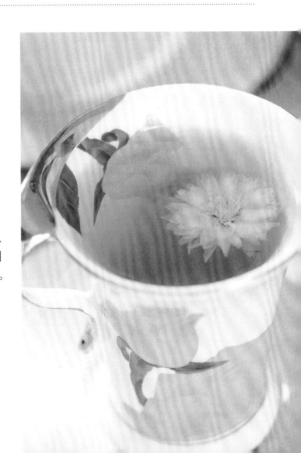

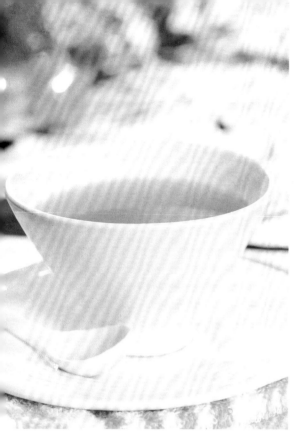

绞股蓝枸杞子茶

材料

绞股蓝、枸杞子各 10 克，开水适量

做法

1. 将绞股蓝、枸杞子洗净。
2. 放入壶中，冲入开水。
3. 加盖闷泡 10 分钟，即可饮用，也可根据个人口味，加入适量冰糖调味。

小贴士

　　本品具有益气养血、滋养肝肾、降低血脂的功效，适合肝肾亏虚的高脂血症患者以及贫血患者饮用。常喝本品不仅有保健作用，还具有辅助治疗疾病的功效。

决明子苦丁茶

材料

炒决明子 5 克，苦丁茶 2 克，蜂蜜适量

做法

1. 将决明子、苦丁茶洗净。
2. 决明子放入锅中，加入适量清水，煮约 15 分钟。
3. 再放入苦丁茶后一起煮约 5 分钟，可加入蜂蜜后饮用。

小贴士

　　本品具有清热泻火、明目通便、降低血脂的功效，可用于肝火旺盛所致的目赤肿痛、肠热便结、高脂血症等症，高脂血症患者可将本品代替茶饮，兼具保健和防治的功效。

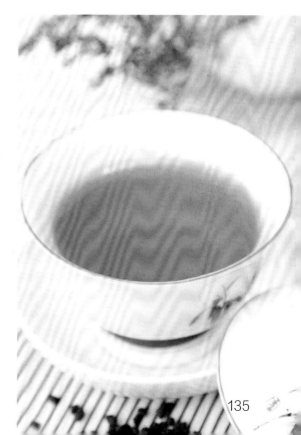

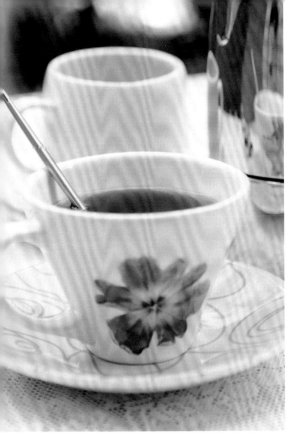

罗汉果胖大海茶

材料

罗汉果半个，胖大海2个，冰糖适量

做法

1. 将罗汉果洗净后，拍碎。
2. 将胖大海洗净后，与罗汉果一起放入锅中，加入适量的水，煮沸后用小火再煮3分钟。
3. 滤渣取汁，可酌加冰糖调味。

小贴士

本品具有清热利咽、排毒瘦身、降血脂的功效，可用于体内热盛引起的口干咽燥、咽喉肿痛以及高脂血症、肥胖症等症。

牛蒡子绿茶

材料

牛蒡子10克，绿茶、枸杞子各5克，冰糖适量

做法

1. 将枸杞子、牛蒡子洗净后一起放入锅中；绿茶加水泡开。
2. 加适量水用小火煮至沸腾。
3. 倒入杯中后，再加入冰糖、绿茶汁搅匀即可饮用。

小贴士

本品具有降血糖、降血脂、清热利咽、滋阴明目等功效，可用于风热型感冒咳嗽、咽喉肿痛、糖尿病、高脂血症、肥胖症等症。本品可根据个人口味加入冰糖或蜂蜜调味。

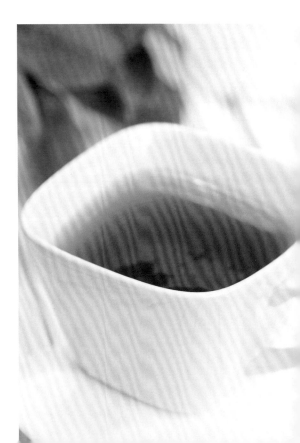

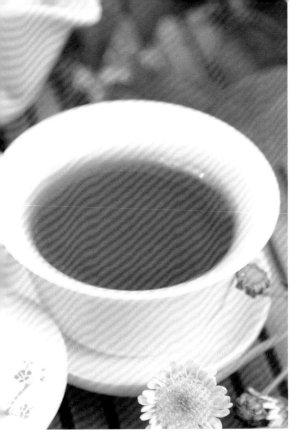

三味乌龙降脂茶

材料

冬瓜皮 2 克，山楂 5 克，乌龙茶 4 克，何首乌 3 克

做法

1. 先将冬瓜皮、何首乌、山楂洗净，加水煮沸后，滤渣留汁。
2. 再将煎好的药汁冲泡乌龙茶。
3. 加盖闷 5 分钟即成。

小贴士

　　本品具有滋补肝肾、利尿祛湿、降低血脂的功效，可用于肝肾阴虚的高脂血症及伴有五心烦热、小便短赤、腰膝酸软等症的患者。

山楂绿茶饮

材料

山楂片 8 克，绿茶 2 克

做法

1. 将山楂片、绿茶洗净。
2. 将绿茶、山楂片入锅，加适量水煮沸。
3. 滤渣后即可饮用。

小贴士

　　本品具有开胃消食、降脂降压的功效，可用于高脂血症、高血压等症。日常将本品代替茶饮，具有很好的保健作用，同时还可起到辅助治疗高血压、高脂血症的效果。

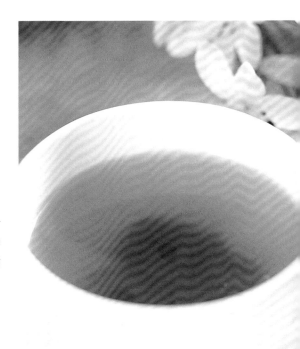

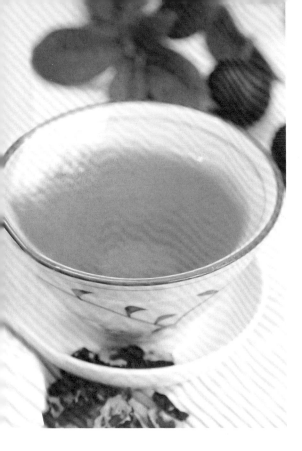

山楂麦芽茶

材料

生山楂、炒麦芽各 10 克，蜂蜜适量

做法

1. 取炒麦芽、生山楂用清水洗净并放入锅中，加适量水。
2. 煎煮 15 分钟后关火。
3. 滤渣取汁，待温后加入蜂蜜即可饮用。

小贴士

　　本品具有健胃消食、行气活血、降脂瘦身的功效，可用于有食积腹胀、胸胁疼痛等症及高脂血症、肥胖症等患者。山楂不仅可以健脾开胃，还能扩张血管、降低血糖、降低血脂，具有很好的药用功效。

草本茶

材料

玫瑰花、决明子、山楂、陈皮、甘草、薄荷叶各 3 克，白糖适量

做法

1. 将玫瑰花、决明子、山楂、陈皮、甘草、薄荷叶分别洗净。
2. 放入水中煮 10 余分钟，滤去药渣，留 1 片甘草装饰。
3. 加适量白糖即可饮用。

小贴士

　　本品具有清肝明目、行气解郁、消食化积、降压、降脂的功效，可用于治疗食后腹胀、烦躁易怒、目赤肿痛、便秘等症，也适合高血压、高脂血症、肥胖症等患者饮用。

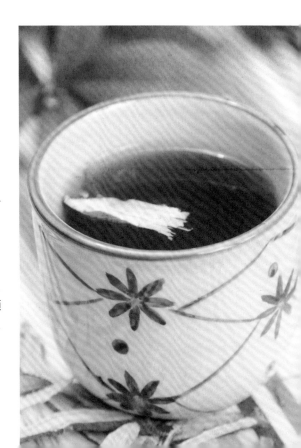

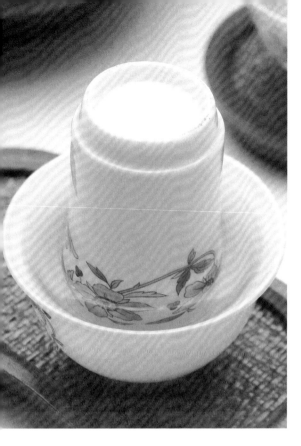

三七冰糖茶

材料

三七3颗，冰糖适量

做法

1. 将三七洗净敲碎后放入锅中。
2. 加适量水，用中火煮约15分钟至沸腾。
3. 倒出后滤去残渣，加入冰糖搅匀即可。

小贴士

　　本品具有活血化淤、消肿止血、增强免疫力、降压护心、消脂瘦身的功效，可用于外伤出血、淤血、高血压、心绞痛、动脉粥样硬化、高脂血症等症。饮用时也可以根据个人口味，调入适量蜂蜜。

山楂玉米须茶

材料

山楂、荠菜花、玉米须各8克，蜂蜜适量

做法

1. 将山楂、荠菜花、玉米须洗净，装入纱布袋，入锅加水煎汁。
2. 去掉纱布袋，取汁。
3. 待药茶微温时，加入蜂蜜即可饮用。

小贴士

　　本品具有清热利尿、消食化积、消脂瘦身的功效，可用于小便短赤、食积不化、高脂血症、肥胖症等病症。可将本品代替日常茶饮随时饮用，具有很好的保健作用。

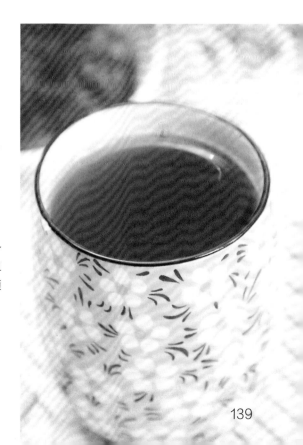

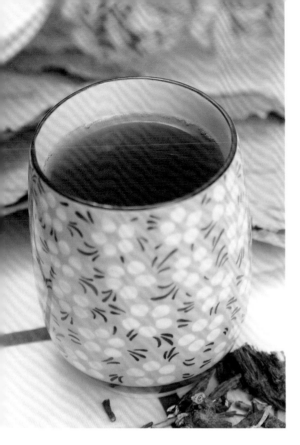

柴胡绿茶

材料

柴胡、绿茶各 6 克，蜂蜜适量

做法

1. 将柴胡、绿茶放入砂锅内，加适量水。
2. 置大火上烧沸，5 分钟后取茶液 1 次，再加水煎熬 1 次，取汁。
3. 将两次茶液合并，待茶温降至 60℃以下，加蜂蜜搅匀即可。

小贴士

　　本品具有疏散风热、排毒瘦身、降压降脂、疏肝解郁等功效，可用于风热感冒、流感、抑郁烦闷、高血压、高脂血症等症，常饮本品对身体有很好的保健作用。

大黄绿茶

材料

绿茶 3 克，大黄 2 克，冰糖适量

做法

1. 先将绿茶、大黄冲洗干净。
2. 放入杯中，冲入开水，加盖闷 5 分钟。
3. 去除药渣，加适量冰糖，取汁即可饮用。

小贴士

　　本品具有排毒瘦身、泻热通便、降脂降压的功效，适合高脂血症及高血压伴便秘的患者饮用。绿茶本身就具有很好的降血压、降血脂的功效，大黄又能清热去火，常饮对身体大有裨益。

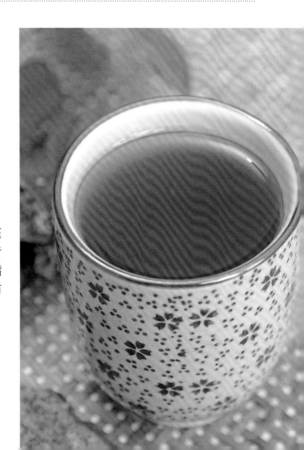

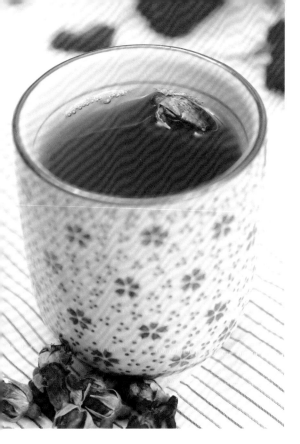

荷叶决明子玫瑰茶

材料

干荷叶、决明子各 5 克，玫瑰花 4 朵

做法

1. 将干荷叶、决明子洗干净放入锅中。
2. 加水煮沸后熄火，滤出茶渣。
3. 冲泡玫瑰花，加盖闷泡约 10 分钟后，即可饮用。

小贴士

本品具有降血脂、降血压、清热解暑、润肠通便、疏肝理气的功效，适用于高脂血症、高血压、肥胖症、抑郁症、便秘等症。也可根据个人喜好加入蜂蜜或冰糖调味，口味更佳。

山楂茯苓槐花茶

材料

新鲜山楂 10 克，茯苓 8 克，槐花 6 克，少许蜂蜜

做法

1. 将茯苓、槐花洗净；新鲜山楂洗净去核捣烂，山楂同茯苓一起放入砂锅中。
2. 煮约 10 分钟滤去渣留汁。
3. 再将药汁冲泡槐花，加少许蜂蜜，温服。

小贴士

本品具有健脾祛湿、活血化淤、消食化积、消脂瘦身的功效，可用于脾虚湿盛型高脂血症及伴有食少腹胀或见肢体水肿的患者。山楂不仅能健脾养胃，还具有很明显的降脂功效，常饮山楂茶对身体大有裨益。

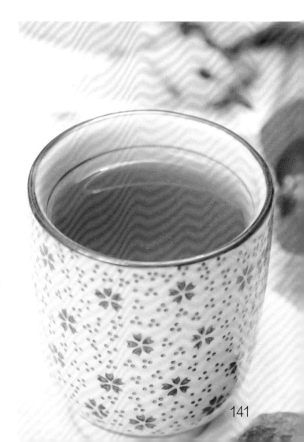

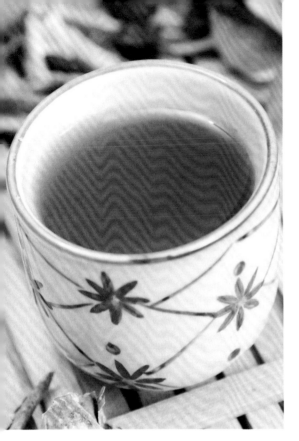

乌龙山楂茶

材料

乌龙茶 3 克，槐角 8 克，何首乌、冬瓜皮、山楂肉各 5 克，蜂蜜适量

做法

1. 将槐角、何首乌、冬瓜皮、山楂肉洗净煎水。
2. 去渣，将药汁冲泡乌龙茶。
3. 待茶水微温后，加入适量蜂蜜调味即可。

小贴士

　　本品具有滋阴补肾、健脾消食、利尿通淋、降脂降糖的功效。可用于肝肾阴虚、食积腹胀、小便不通、水肿、高脂血症、糖尿病等症。也可根据个人喜好将蜂蜜换成冰糖饮用。

玉盘葫芦茶

材料

干荷叶 6 克，陈葫芦 5 克，陈皮 2 克，蜂蜜适量

做法

1. 将干荷叶、陈葫芦、陈皮均洗净，装入干净的纱布袋中，扎好。
2. 将扎好的药袋放入锅中加水适量，煮至茶水上色即可关火。
3. 去药渣，取汁，待药茶微温时，加入蜂蜜即可饮用。

小贴士

　　本品具有清热祛湿、利尿通淋、消脂瘦身的功效，可用于肥胖症、高脂血症等症。荷叶具有利尿、通肠毒、降血脂的功效，用荷叶泡茶还能防中暑，是夏季佳品。

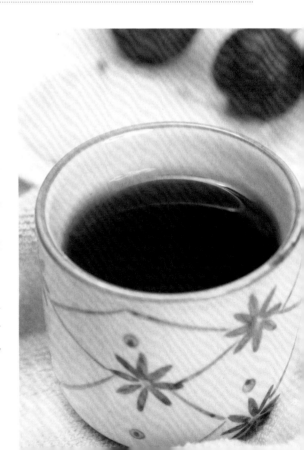

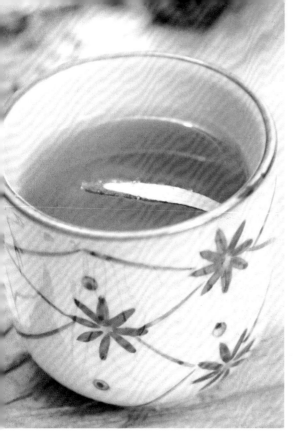

荷叶甘草茶

材料

鲜荷叶 50 克，甘草 5 克，白糖少许

做法

1. 将荷叶洗净切碎，甘草洗净。
2. 然后将荷叶和甘草放入水中煮 10 余分钟，滤去渣，留 1 片甘草在杯内。
3. 加适量白糖即可饮用。

小贴士

本品具有消暑解渴、降压降脂、清心安神的功效，可用于治疗心烦失眠、暑热口干舌燥、高血压、高脂血症、肥胖症等。没有新鲜荷叶也可以用干荷叶代替，干荷叶可以直接泡水喝，不用熬煮。

蜂蜜绿茶

材料

绿茶 5 克，蜂蜜适量

做法

1. 将绿茶洗净。
2. 用开水冲泡，加盖闷约 5 分钟。
3. 待水微温后加蜂蜜调匀即可饮用。

小贴士

本品具有清热润肠、提神健脑、降压降脂的功效，可用于便秘、神疲困倦、高血压、高脂血症等症。绿茶中的茶多酚可以阻断亚硝酸胺等多种致癌物质在体内合成，从而具有很强的抗癌功效。

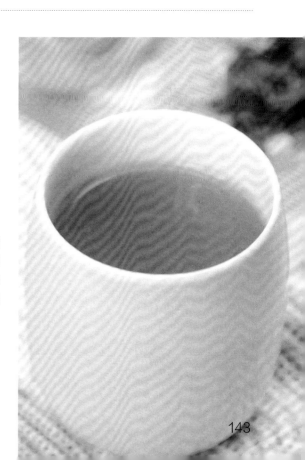

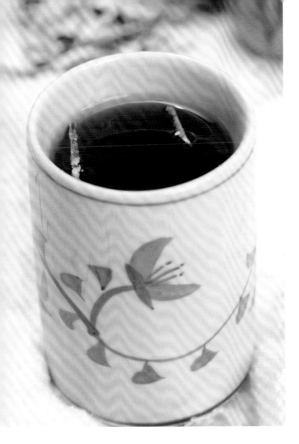

陈皮姜茶

材料
陈皮 6 克，生姜片 2 片，甘草 3 克，热开水适量

做法
1. 将陈皮、生姜片、甘草均洗净。
2. 用热开水冲泡加盖闷约 10 分钟。
3. 去渣后即可饮用。

小贴士
本品有开胃消食、行气化痰、温中止呕、降脂降压等功效，适宜胃脘胀满、咳嗽痰多、恶心呕吐，以及高脂血症、高血压等患者饮用。

灵芝草绿茶

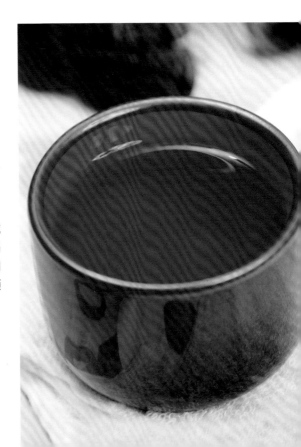

材料
灵芝草 6 克，绿茶 3 克，开水适量

做法
1. 将灵芝草洗净，切薄片。
2. 将灵芝草和绿茶一起放入杯中，用开水冲泡。
3. 加盖闷 15 分钟即可。

小贴士
本品具有益气补虚、增强免疫力、降脂减肥的功效，适宜高脂血症患病日久、体质虚弱的患者饮用。对高脂血症患者来说，灵芝可明显降低血胆固醇、脂蛋白和甘油三酯，并能预防动脉粥样硬化的形成。

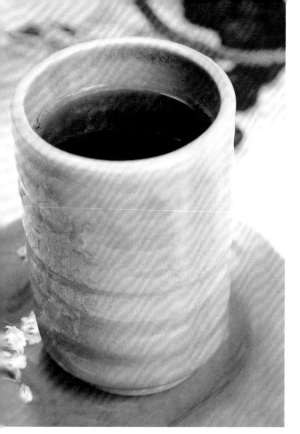

人参叶红茶

材料

人参叶 5 克，红茶 2 克

做法

1. 将人参叶、红茶洗干净备用。
2. 将人参叶、红茶一起放入锅中，加水适量，以大火烧开。
3. 水开后转小火再煮 5 分钟即可饮用。

小贴士

　　本品具有益气补虚、养心补元、美容养颜、降脂降压的功效，适用于高脂血症、冠心病及心脏病所致的心悸气短、乏力口渴等症。本品也可根据个人喜好加入适量的蜂蜜或冰糖调味。

人参核桃仁茶

材料

人参 3 克，核桃仁 3 个

做法

1. 将人参洗干净备用。
2. 将人参、核桃仁一起放入锅中，加适量水。
3. 水开后再煮 5 分钟即可饮用。

小贴士

　　本品具有养心益气、滋阴补肾的功效，适用于高脂血症及冠心病所引起的心悸气短、自汗盗汗、腰膝酸软等症。核桃仁能减少肠道对胆固醇的吸收，并可溶解胆固醇，排出血管壁内的杂质使血液净化。

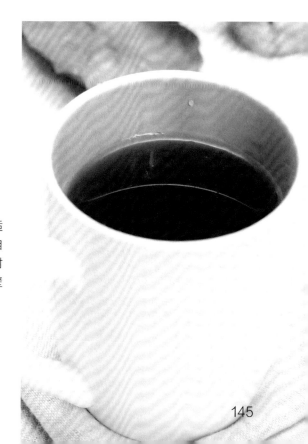

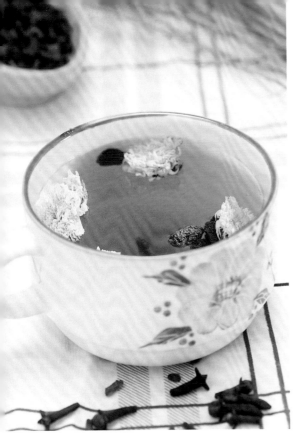

杞菊饮

材料

枸杞了、五味子各 15 克，杭菊花 10 克，绿茶包 1 袋，开水适量

做法

1. 将枸杞子、五味子、杭菊花、绿茶包均洗净后一起放入保温杯中。
2. 冲入适量开水，加盖闷 15 分钟。
3. 滤少许渣后即可饮用。

小贴士

本品具有滋阴泻火、养肝明目、滋补肝肾的功效，主要用于肝肾阴虚型高脂血症，可缓解头晕头痛、目赤肿痛、五心烦热、潮热盗汗、口干舌燥等症。五味子又名玄及、会及、五梅子，具有敛肺、补肾、生津、敛汗、固涩等功效。

丹参麦冬茶

材料

丹参、麦冬各 10 克，蜂蜜适量

做法

1. 将丹参、麦冬洗净。
2. 再放入装有 800 毫升水的锅中煎煮 15 分钟后关火。
3. 滤渣，取汁倒入茶杯中，约 10 分钟后加入蜂蜜搅拌均匀即可饮用。

小贴士

本品具有凉血止血、行气化淤、排毒瘦身、降压降脂的功效，可用于淤血阻滞型高脂血症、肥胖症及血热、血淤型月经不调等症。

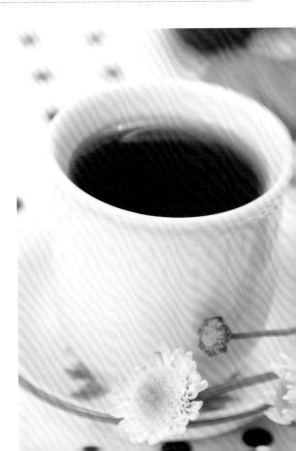

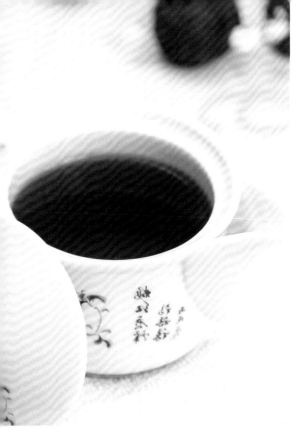

何首乌山楂茶

材料

何首乌 15 克，山楂 10 克，茶叶 3 克

做法

1. 将山楂、何首乌、茶叶分别用清水洗净、切碎，备用。
2. 山楂、何首乌一同入锅，加适量水，浸泡 2 个小时。
3. 再煎煮半小时，然后去渣取汁冲泡茶叶饮用。也可根据个人口味加入适量冰糖调味。

小贴士

本品具有补肾滋阴、行气消食、消脂减肥的功效，适用于肝肾亏损而导致的高脂血症、肥胖症、头发早白、脱发等症。

丹参糖水

材料

丹参 15 克，虎杖、香附各 5 克，冰糖 50 克

做法

1. 将丹参、虎杖、香附均洗净。
2. 将上述药材放入锅中，加水 1000 毫升，煎煮 20 分钟。
3. 去渣，加适量冰糖即可。

小贴士

本品具有疏肝解郁、活血化淤、通经止痛的功效，对高脂血症、高血压伴长期失眠的患者有安神作用，对冠心病及女性月经不调、肝炎、肝硬化等病均有一定的疗效。

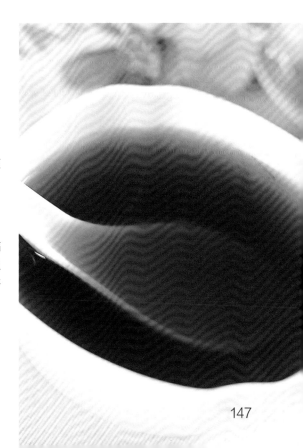

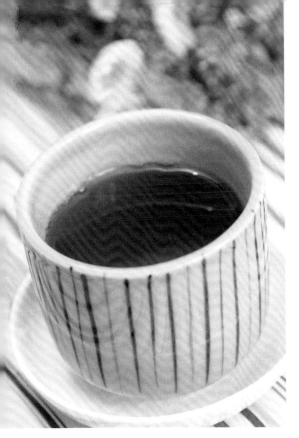

半夏丹皮薏米茶

材料

炒薏米 30 克，半夏、丹皮各 10 克，山楂 5 克，枸杞子适量

做法

1. 将炒薏米先煮至开花，再将山楂、枸杞子、半夏、丹皮洗净后一起放入保温杯中。
2. 向保温杯中冲入煮开的薏米汤，加盖闷 15 分钟。
3. 滤渣取汁即可饮用。

小贴士

本品具有健脾化湿、行气利水的功效，可用于痰淤阻络型高脂血症、肥胖症，脾虚湿盛型泄泻、食欲不振、消化不良以及水肿，伴舌质紫暗等症。半夏又名法夏、清半夏、仙半夏、姜夏，具有燥湿化痰、降逆止呕、消痞散结的功效。

山楂薏米荷叶茶

材料

薏米 10 克，山楂、鲜荷叶各 5 克

做法

1. 先将薏米用温水浸泡 2 ~ 3 个小时。
2. 将山楂和鲜荷叶洗净，与薏米一起放入锅中煮开即可关火。
3. 滤出药渣后即可饮用。

小贴士

本品具有降脂、消食、活血的作用，对肥胖症、高脂血症以及动脉硬化等症均有很好的食疗作用。薏米和荷叶都有清热利湿、减肥祛脂的功效，薏米还能健脾和胃。此茶尤其适合脾虚湿盛型高脂血症、高血压、肥胖症、水肿、消化不良等患者饮用。

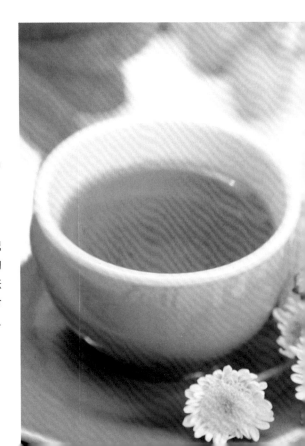

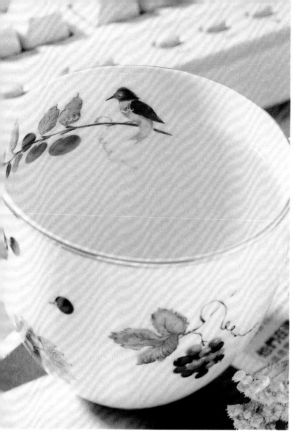

玉竹西洋参茶

材料

玉竹、麦冬各 20 克，西洋参 3 片，蜂蜜适量

做法

1. 玉竹、西洋参冲净；麦冬洗净捣碎。
2. 玉竹、西洋参、麦冬一起用 600 毫升开水冲泡，加盖闷 15 分钟。
3. 滤渣待凉后，加入蜂蜜，拌匀即可饮用。

小贴士

　　本品具有滋阴益气、补虚生津的功效，可用于气阴两虚型高脂血症、肺结核等慢性病的中后期辅助治疗。此外，常喝此茶可强身健体、延年益寿，但脾胃虚寒泄泻、胃有痰饮湿浊及外感风寒咳嗽者均忌服。

何首乌泽泻茶

材料

何首乌、泽泻、丹参各 10 克，蜂蜜适量

做法

1. 将丹参、泽泻、何首乌洗净先用消毒纱布包起来，扎进袋口。
2. 再把做好的药包放入锅内，加入约 800 毫升清水。
3. 水开后再煎煮 5 分钟后关火，去渣调入蜂蜜即可饮用。

小贴士

　　本品具有滋阴补肾、凉血活血、排毒瘦身等功效，可用于肝肾阴虚型高脂血症、高血压。另外，此药茶还适合肥胖者食用。泽泻有利水、渗湿、泻热的功效，可治小便不利、水肿胀满、呕吐、泻痢、痰饮、尿血等症。

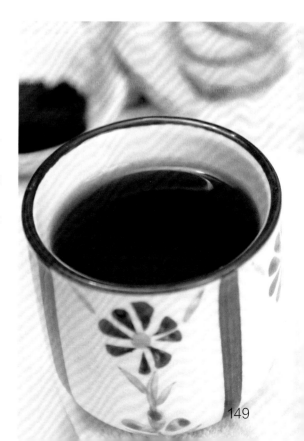

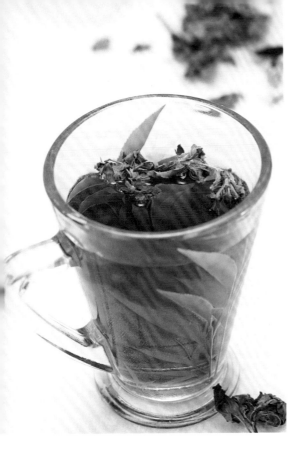

薄荷茶

材料

薄荷 3 克，绿茶 10 克，冰糖适量

做法

1. 将薄荷、绿茶均洗净后放入杯内。
2. 以热开水冲泡，加盖闷数分钟。
3. 再将冰糖放入调匀即可。

小贴士

　　本品具有解毒利咽、疏风散热、降压降脂的功效，可用于辅助治疗风热感冒引起的发热、咽喉肿痛等症以及高血压、高脂血症等病症。选购薄荷时以身干、无根、叶多、色绿、气味浓者为佳。

红花绿茶饮

材料

红花 5 克，绿茶 5 克，开水适量

做法

1. 将红花、绿茶洗净，放入杯中。
2. 冲入开水，加盖闷 5 分钟。
3. 过滤少许渣即可饮用。

小贴士

　　红花有活血化淤的作用，能有效扩张冠状动脉，增加冠脉血流量，有效预防冠状动脉粥样硬化；绿茶具有降压降脂、抗血小板聚集的功效，对心脑血管疾病患者大有益处。但孕妇以及有出血倾向的患者不宜饮用本品。

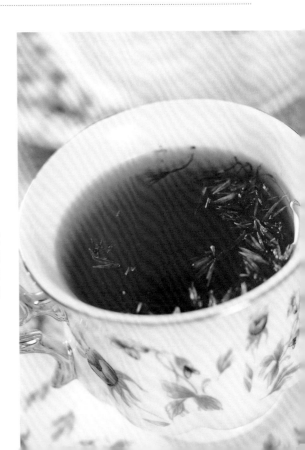

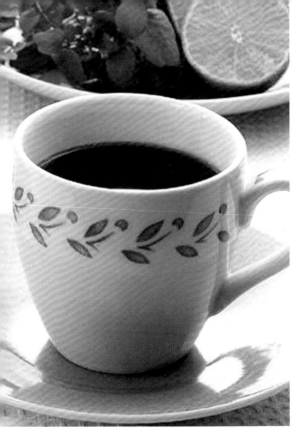

丹参陈皮茶

材料

丹参、赤芍各 3 克，陈皮、何首乌各 2 克，开水 500 毫升

做法

1. 将丹参、陈皮、赤芍、何首乌洗净后用消毒纱布包起来。
2. 再把做好的药包放入装有开水的茶杯内。
3. 盖好茶杯，约 5 分钟后即可饮用。

小贴士

　　本品具有凉血止血、行气化淤、排毒瘦身、降压降脂的功效，可用于淤血阻滞型高血压、高脂血症、血淤型月经不调等症。

胡萝卜瓜子饮

材料

胡萝卜 30 克，葵花子 25 克，白糖少许

做法

1. 葵花子去壳取瓜子仁入锅中炒香后，捣碎。
2. 胡萝卜洗净，切成小粒状。
3. 胡萝卜粒与捣碎的瓜子仁加水倒入搅拌机中搅打成汁，加入白糖即可。

小贴士

　　胡萝卜中富含的槲皮素、山萘酚能有效改善毛细血管循环，降低血脂，增加冠状动脉血流量，具有降压、强心的作用；葵花子可降低人体的血液胆固醇水平，也有益于心血管健康。因此，高血压及冠心病等患者常饮本品可改善全身症状，具有很好的辅助治疗效果。

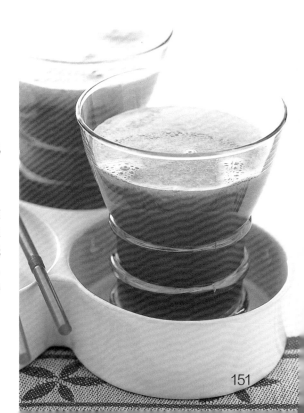

151

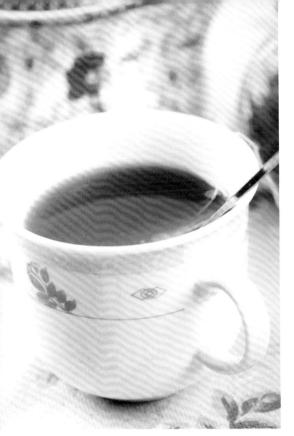

生姜山楂茶

材料

生姜 12 克，山楂 15 克，枸杞子 6 克，红糖 12 克

做法

1. 生姜洗净后切片，山楂洗净后去核，切片。
2. 将生姜片、山楂、枸杞子、红糖倒入锅中，加适量的水。
3. 煎煮 5 分钟，滤去残渣即可饮用。

小贴士

本品具有理气祛寒、降压、降脂的功效，注意煮去 1/3 的水时便可起锅，温服即可。不管是干山楂还是鲜山楂都要清洗干净，干山楂最好先用温水浸泡。

益母草茶

材料

益母草 25 克，红糖 5 克

做法

1. 取出益母草用清水冲洗一下，然后沥干水分备用。
2. 锅中加适量清水，将益母草倒入，大火煮沸，然后用中火慢煎。
3. 大约 20 分钟后起锅，取汁。
4. 可根据个人的口味加入适量的红糖，搅匀即可饮用。

小贴士

本品具有促进新陈代谢、降压、降脂的功效。红糖要根据自己的口味酌量添加，平时痰湿偏盛、消化不良者不宜食用。此外，肥胖症、糖尿病患者及龋齿患者忌饮。

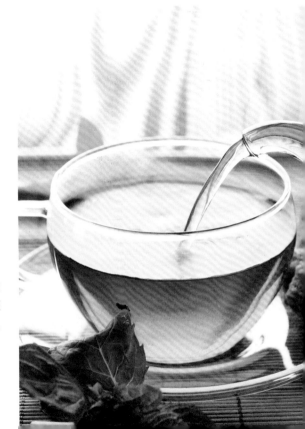

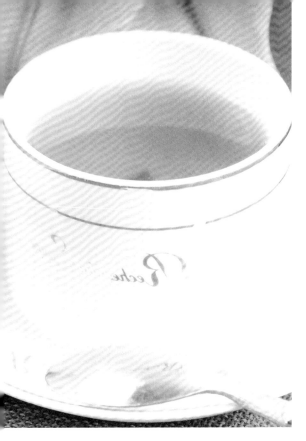

丹参山楂饮

材料

丹参 8 克，山楂、莲子各 10 克，冰糖适量

做法

1. 将山楂、莲子分别用清水冲洗干净，然后沥干水分备用。
2. 取出汤锅，加入适量的水，将山楂、莲子和丹参放入锅中，大火煮沸。
3. 转入小火熬制 15 分钟左右，用干净的纱布过滤掉渣滓，取汁。
4. 饮用时，可以依据自己的口味放入适量的冰糖，调匀即可。

小贴士

　　本品具有开胃、降压、降脂、补血的功效，冰糖可加可不加，根据自己的口味酌量添加。煎水时先用大火烧开，再改用小火煎煮。

柠檬玫瑰茶

材料

柠檬 1 个，干玫瑰花 5 克，蜂蜜 5 毫升

做法

1. 将柠檬洗净后沥干水分，切成薄片备用。
2. 干玫瑰花用开水冲泡一次，然后将水倒掉，取出玫瑰花放入茶壶中。
3. 在茶壶中倒入适量的开水，闷泡几分钟，然后倒入柠檬片。
4. 再次浸泡几分钟后，加入适量的蜂蜜进行调味，搅拌均匀即可饮用。

小贴士

　　本品具有调理气血、降压降脂的功效。不喜欢蜂蜜的人可以在此茶中放入适量的冰糖，有助于减少玫瑰花的涩味，使其香气诱人，味道更甜美。

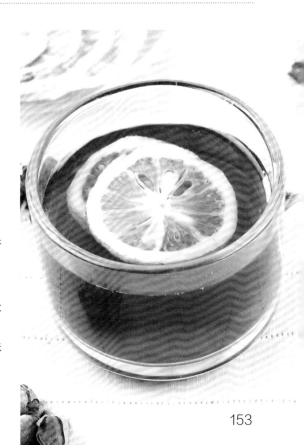

三黄茶

材料

黄连、黄芪、黄芩各 9 克，冰糖 5 克

做法

1. 将黄芪、黄连、黄芩分别用清水冲洗干净，放在锅中备用。
2. 锅中倒水，将以上材料入锅煎煮。
3. 煮好后根据自己的口味添加冰糖。

小贴士

　　本品可以去火安神、降压降脂，但是大苦大寒，长期大量饮用易导致脾胃伤寒，因此脾胃虚寒者忌用。苦燥伤津、阴虚体弱的人也要慎用或者不用，以免引起身体不适。煎药汁时用大火煮，多煮一会儿；煎药时最好选用专门煎制中药的锅。

黄连姜汁茶

材料

黄连、生姜各 10 克，白糖 10 克

做法

1. 生姜洗净后，沥干水分，切末，用纱布裹住生姜末挤出生姜汁备用。
2. 黄连用清水冲洗一下，汤锅置于火上，加入适量的清水，倒入黄连。
3. 大火煮沸，然后转小火煎煮 15 分钟左右起锅，将生姜汁倒入，搅匀。
4. 饮用时，可根据个人口味调入适量白糖。

小贴士

　　黄连具有扩充血管的作用，本品具有健脾养胃、降压、降脂的功效。适宜高血压和高脂血症患者饮用。

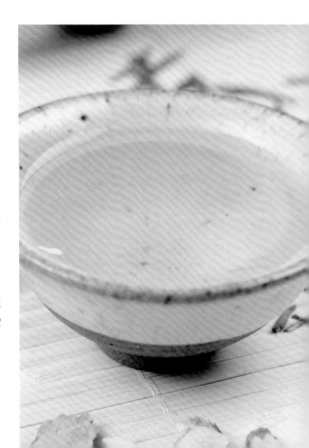

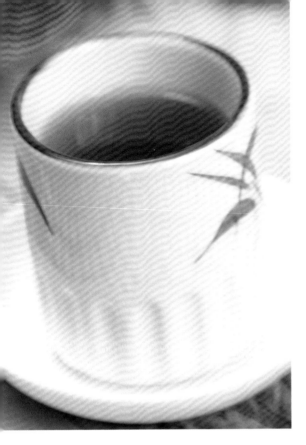

仙人掌绿茶饮

材料

仙人掌 40 克，绿茶 5 克

做法

1. 将仙人掌和绿茶分别洗净。
2. 仙人掌去刺，然后与绿茶一同放入锅中。
3. 加入适量的水煎煮，去渣取汁服用。

小贴士

　　此饮具有降糖降脂、消炎杀菌、清热解毒的功效，适合糖尿病、高血压、高脂血症等老年患者饮用。仙人掌含有人体必需的多种氨基酸和微量元素，以及抱壁莲、角蒂仙、玉芙蓉等珍贵成分，不仅有清热解毒、健胃补脾、清咽润肺、养颜扩肤等诸多作用，还对肝癌、糖尿病、高脂血症、支气管炎等病症有明显的辅助治疗作用，所以非常适合老年人食用。

冰糖菊花茶

材料

菊花 10 克，冰糖 5 克

做法

1. 菊花用清水冲洗干净，沥干备用。
2. 将水烧开后保温备用。
3. 取出茶具，将菊花倒入，用开水冲泡，加盖闷泡 5 分钟，加入适量冰糖即可饮用。

小贴士

　　菊花可扩张冠状动脉，增加血流量，对冠心病、高血压、高脂血症、动脉硬化等症都有很好的疗效。建议将本品泡 1 分钟，将水倒掉，复泡，闷 5 分钟，根据个人口味调入冰糖饮用。

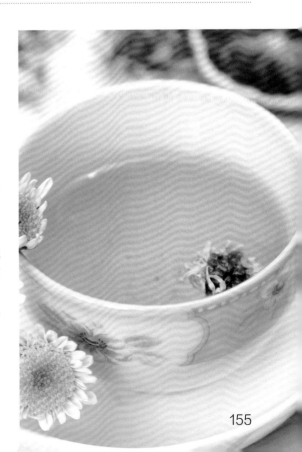

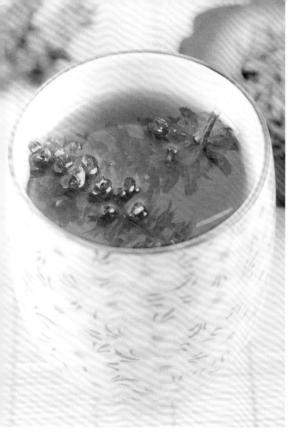

夏桑菊茶

材料

夏枯草、桑叶各 30 克，菊花、冰糖各 10 克

做法

1. 将夏枯草、桑叶、菊花用清水冲洗干净，沥干水分备用。
2. 药壶置于火上，加入适量的水，将桑叶、菊花、夏枯草倒入水中。
3. 先用大火煮沸，然后转小火继续煮 3 分钟，将水倒出。
4. 在药壶中继续加入清水煮，反复 3 次，将药汁混合后，加入冰糖即可饮用。

小贴士

　　本品具有疏风散热、降压降脂的功效，夏枯草是天然养生的佳品，夏枯草直接用水煎服，就有很好的降压降脂效果。

决明子菊花茶

材料

决明子 15 克，菊花 15 克，玉米须少许

做法

1. 将决明子、玉米须用清水冲洗一下，沥干水分。
2. 取出平底锅，置于火上，将锅烧热，然后把决明子放入锅中，干炒出香味，听到响声后取出备用。
3. 取出茶杯，将炒好的决明子、玉米须、菊花一起放入，倒入开水，闷泡 15 分钟即可。

小贴士

　　本品适用于高血压、高脂血症、大便秘结、视物模糊等病症。决明子以颗粒饱满、色绿棕者为佳，未经炮制的决明子必须炒过之后再泡茶饮用。本品不宜在冬天过多饮用。

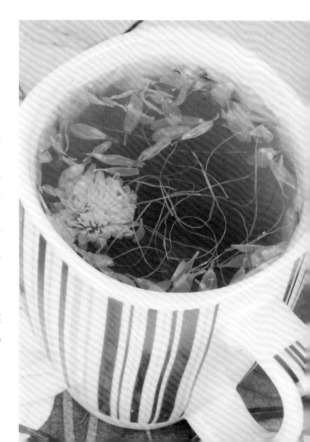

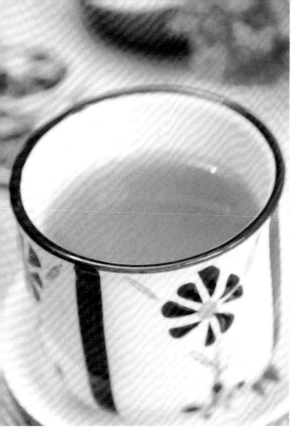

决明子茶

材料

决明子 10 克，蜂蜜 5 毫升

做法

1. 取出决明子，用清水冲洗一下，然后沥干水分备用。
2. 在茶壶中倒入适量的水，然后将决明子倒入，用中火煮沸，沸后 2 分钟左右关火。
3. 焖泡约 5 分钟后，倒出茶汤即可饮用。
4. 饮用时可以根据个人口味调入适量的蜂蜜。

小贴士

据研究证明，决明子具有很明显的降压、降脂的功效，还适用于烦躁易怒、头晕、头痛等症。除了上述的方法外，还可以将决明子放入煮沸的水中，闷泡片刻直接饮用。

黄瓜木瓜柠檬汁

材料

木瓜 400 克，黄瓜 2 根，柠檬半个

做法

1. 将黄瓜洗净，切成块；木瓜洗净，去皮，去瓤，切块；柠檬洗净，切成小片。
2. 将所有材料放入榨汁机中榨出果汁即可。可放 1 片柠檬片装饰。

小贴士

此饮有清热利尿、生津止渴、降糖降脂的功效，糖尿病、高脂血症、心脏病患者可经常饮用，还可缓解口干舌燥、便秘、小便短赤等症。木瓜有祛湿的作用，对肥胖水肿、肢节麻木、屈伸不利等症有较好的作用。

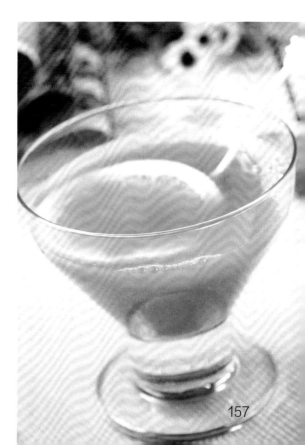

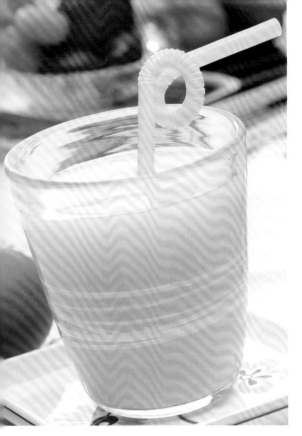

草莓牛奶

材料

草莓 100 克，牛奶 200 毫升，白糖适量

做法

1. 取新鲜的草莓用清水冲洗干净，然后去蒂，沥干水分备用。
2. 在榨汁机中倒入少量的冷开水，然后将草莓和牛奶倒入，榨汁。
3. 待草莓完全被搅烂时，将其倒入容器中，然后根据个人口味调入适量的白糖，搅拌均匀即可饮用。

小贴士

本品具有健脾养胃、降压降脂的功效。草莓营养价值高，含丰富维生素 C，有帮助消化的功效，此外，草莓还可以预防维生素 C 缺乏症，对防治动脉硬化、冠心病也有较好的疗效。

水蜜桃汁

材料

水蜜桃 5 个，白糖适量

做法

1. 水蜜桃用清水洗净，将果肉切成小块备用。
2. 取出榨汁机，将水蜜桃块倒入其中，可加入少量的冷开水，榨成汁。
3. 饮用时，滤除渣滓，可根据自己的口味调入适量的白糖。

小贴士

本品具有降血压、降血脂的功效。水蜜桃有健美皮肤、养血美颜、清胃、润肺、祛痰的作用，还能抗血凝，其提取物能提高血小板水平，抑制血小板聚集。水蜜桃汁本身有甜味，加白糖时要适量，也可以添加其他调味品，比如蜂蜜、柠檬汁等。

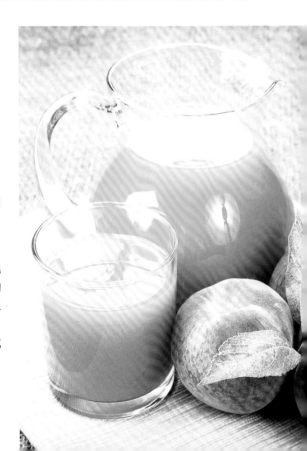

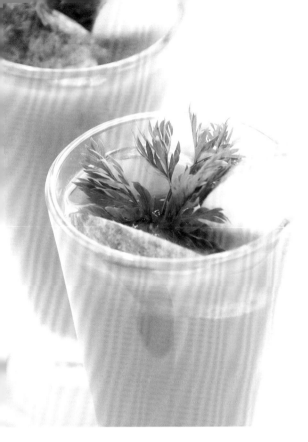

菠萝柿子苹果汁

材料

菠萝半个，柿子1个，苹果1个，蜂蜜5毫升

做法

1. 菠萝洗净，去皮，切粒，用盐水浸泡一下；柿子洗净后，去皮，切丁；苹果洗净，沥水，去除皮和核，切块。
2. 取出榨汁机，将柿子、菠萝丁和苹果放入其中，可加入少许冷开水，榨汁，倒入杯中。
3. 放几块苹果片装饰，根据个人口味加入蜂蜜即可饮用。

小贴士

　　本品具有平肝、降压、降脂的功效。喝柿子汁的时候不要与蟹、鱼、虾同吃，因为含高蛋白的蟹、鱼、虾在鞣酸的作用下，很容易凝固成块，即胃柿石。

胡萝卜苹果汁

材料

胡萝卜150克，苹果200克，柠檬30克，冰糖20克

做法

1. 将胡萝卜洗干净，去掉外皮，切成小块。
2. 将苹果洗干净，去掉外皮、去掉核，切成小块，柠檬切成小片。
3. 再将准备好的材料倒入果汁机内搅打2分钟即可。

小贴士

　　胡萝卜含有丰富的胡萝卜素，是强力抗氧化剂，可防止细胞遭受破坏，可抗癌。胡萝卜、苹果都含有丰富的膳食纤维，除了有助于降低血液中的胆固醇含量，抑制脂肪的吸收之外，还可避免过度肥胖所引发的高脂血症。

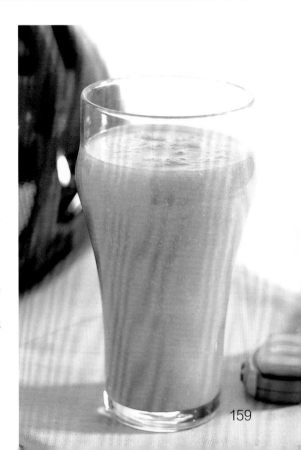

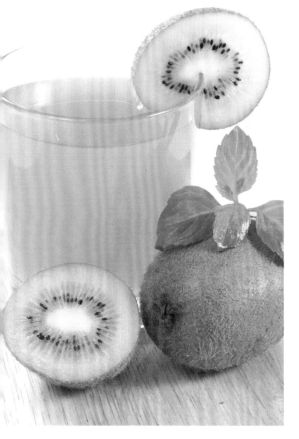

猕猴桃芹菜汁

材料
猕猴桃 1 个，芹菜 1 棵，蜂蜜适量

做法
1. 先将猕猴桃用清水冲洗一下，然后去掉果皮，切成小块备用。
2. 芹菜去掉菜叶，取比较嫩的部位，洗净后沥水，切成丁备用。
3. 取出榨汁机，将芹菜丁和猕猴桃块倒入，开机进行榨汁。根据自己的口味调入蜂蜜。

小贴士
本品具有清热、降压的功效，芹菜是很好的降压食材，猕猴桃维生素含量丰富，二者搭配榨汁，非常适合高血压、高脂血症患者长期饮用。芹菜中含有粗纤维，如果榨出的果汁中残渣比较多，可以将果汁过滤一下，口感会更加细腻。

橘子胡萝卜汁

材料
橘子 2 个，胡萝卜半根，蜂蜜适量

做法
1. 将橘子剥开，分成一瓣一瓣的备用。
2. 把胡萝卜用清水冲洗干净，沥干水分，去皮并切成小丁备用。
3. 取出榨汁机，倒入橘子和胡萝卜丁，加入适量的冷开水，榨汁。
4. 饮用时，根据个人口味调入适量的蜂蜜。

小贴士
本品具有利尿和降血压、降血脂的功效，注意橘瓣上面的白络有通经、消痰、祛火的功效，食用时不用去掉。高血压、高脂血症患者长期饮用本品具有很好的辅助治疗作用。

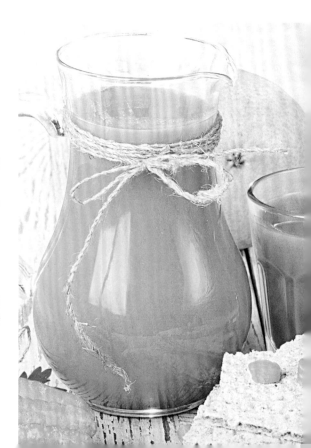